Die FIT FOR FUN-Basic-Diät

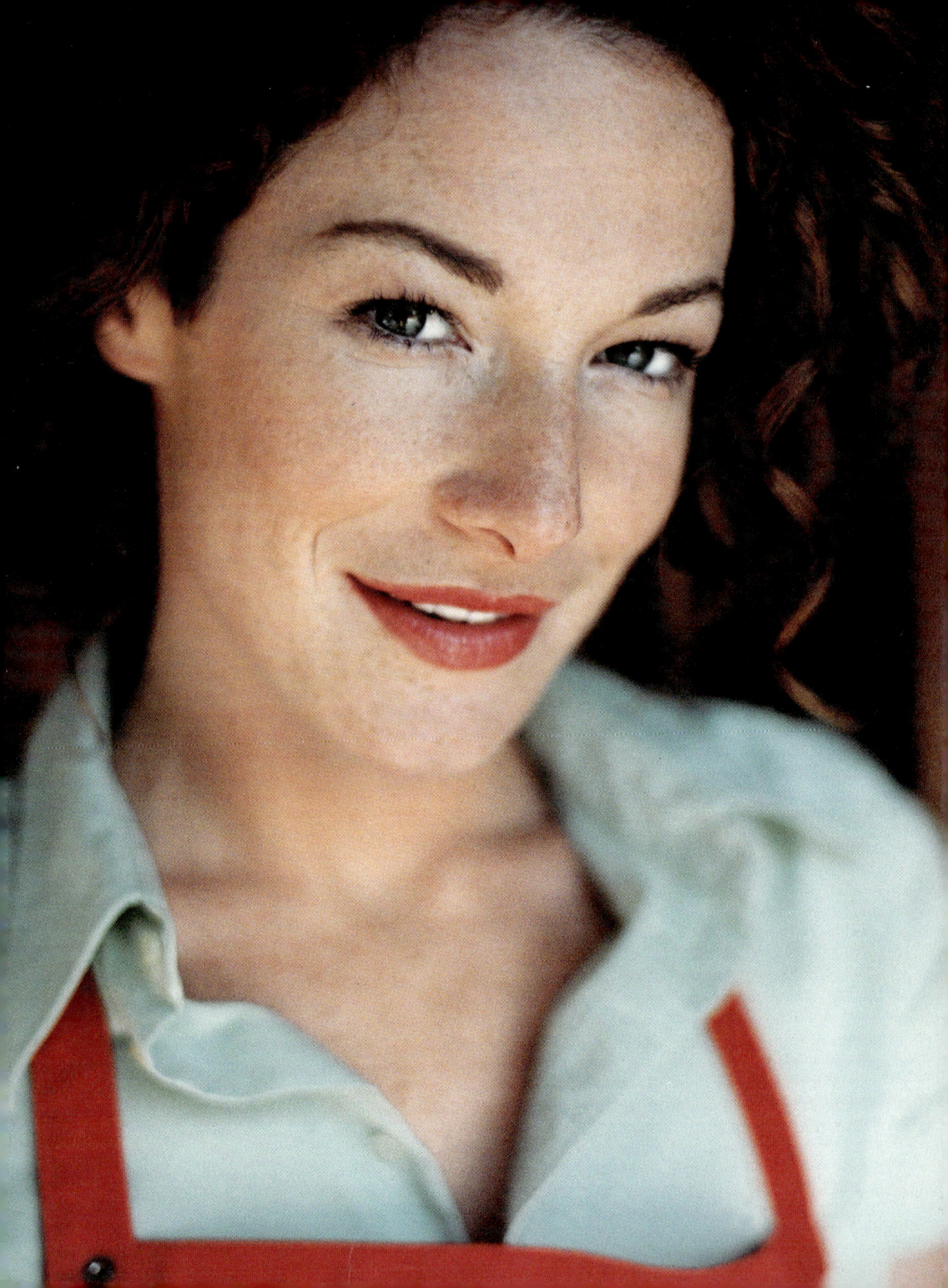

Dörte Helberg/Prof. Dr. Michael Hamm

Die FIT FOR FUN-Basic-Diät

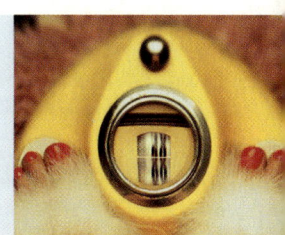

Macht satt, nicht dick!
Mit Genuss Pfunde dauerhaft verlieren

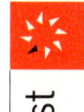

südwest

INHALT

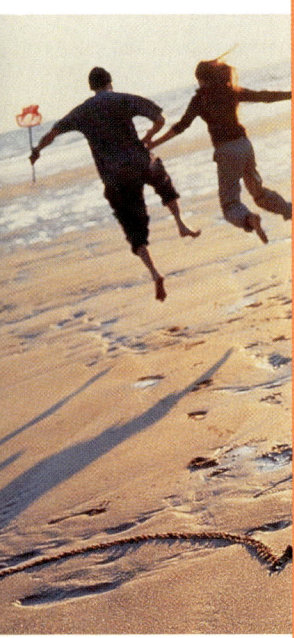

Gewichtige Argumente: FIT FOR FUN zeigt Ihnen den Weg zu Ihren Wohlfühlmaßen.

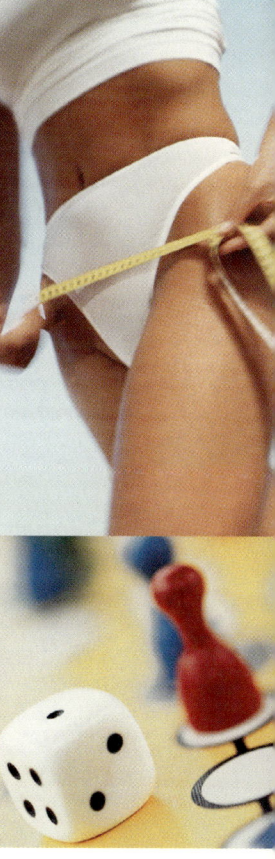

Wenn Sie sich an die FIT FOR FUN-Spielregeln halten, klappt's auch mit der guten Figur.

Schmeckt gut, tut gut: FIT FOR FUN-Gerichte sind garantiert kein ödes Diätfutter.

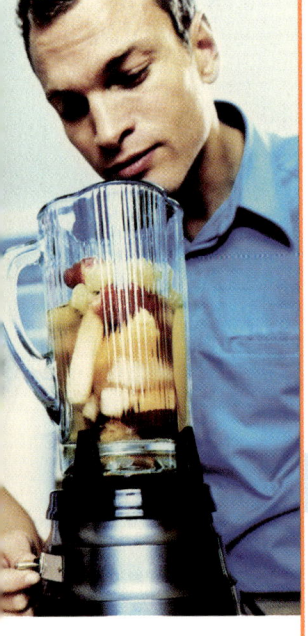

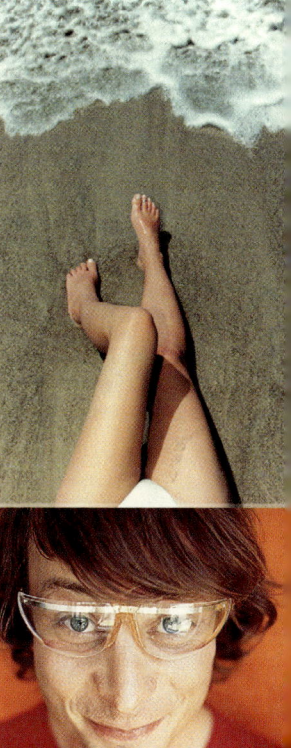

Essen mit Köpfchen – und Sie kriegen garantiert Ihr Fett weg.

Fit und schlank mit viel Fun

Noch eine Diät? Nein: Die FIT FOR FUN-Diät ist ein neues Lebensstil-konzept. Life Style Change nennen die Amerikaner die Formel fürs dauerhafte Schlanksein. Ein erfolgreiches Gewichtsmanagement funktioniert dann am ehesten, wenn es dem klassischen Diätver-ständnis von »diaita« (griechisch = gesunde Lebensweise) entspricht. Und damit ist vor allem die konsequente Umstellung von Ernährungs- und Bewegungsgewohnheiten im Alltag gemeint. Das FIT FOR FUN-Element dabei: genussvoll und angstfrei essen, kombiniert mit dem richtigen Maß und Spaß an Bewegung. Rigorosen Crashdiäten und ver-bissenen Sportexzessen wird damit eine klare und vehemente Absa-ge erteilt.

> Wer eine Diät macht, möchte meist nicht nur ein paar Kilogramm verlieren. Es geht auch um mehr Lebensfreude, Vita-lität und Attrakti-vität. Dazu ist ein ganzheitliches Kon-zept zur Umstel-lung eingefleischter Angewohnheiten notwendig.

Testsieger in der Abspeckdisziplin

Wegen der Konzentration auf das Wesentliche, nämlich Fettsparen beim Essen und Fettverbrennen durch mehr Bewegung, sowie realis-tischer Zielsetzung gilt das FIT FOR FUN-Abnehmkonzept als derzeit führend. Die entscheidenden Vorteile: Statt ödem Kalorienzählen wird lediglich die Fettzufuhr auf 30 bis 50 Gramm pro Tag reduziert. So geht der Spaß am Essen nicht verloren, und der Verschlankungs-effekt ist dennoch garantiert.
Zudem ist die FIT FOR FUN-Diät bestens als längerfristige Dauerkost geeignet, bei der keinerlei Vitamin- oder Mineralstoffmängel befürch-tet werden müssen. Dafür sorgt die ausgewogene und abwechs-lungsreiche Mischkost mit hohem Gemüse- und Fruchtanteil. Der Lerneffekt bei der Ernährungsumstellung verspricht hervorragende Langzeiterfolge. Ausgesprochen wichtig ist uns auch, dass die Emp-fehlungen und Vorgaben stets modernsten ernährungsphysiologi-

schen Erkenntnissen entsprechen. So haben wir auch mit Erfolg die Wirksamkeit der FIT FOR FUN-Diät in einer selbst durchgeführten Studie belegt. Dabei wurden wir von führenden Ernährungsexperten und Sportwissenschaftlern unterstützt.

FIT FOR FUN-Diät – ein Programm für alle

Vielleicht haben Sie nur ein paar Pfund zu viel auf den Rippen und wollen sie ohne großen Aufwand loswerden? Dann finden Sie hier die richtigen Anregungen. Vielleicht sind Sie eigentlich ganz schlank, möchten aber auf Ihre Ernährung achten, um Ihre Figur auch zu behalten? Dann werden Sie vor allem bei den Küchentipps und im Rezepteteil praktische Vorschläge finden.

Bei Ihnen gilt es, hartnäckige Polster zu schmelzen? Dann sollten auch Sie weiterlesen. Denn Ihnen ist das FIT FOR FUN-Programm auf den Leib geschrieben, weil es auf einer langfristigen Ernährungsumstellung ohne Hungern und Kalorienzählen basiert. Sie sollten allerdings ein wenig Geduld mitbringen.

Nicht weniger, sondern anders essen, lautet die FIT FOR FUN-Devise. Und das Beste dabei: Wer sich mehr bewegt, braucht sich beim Essen auch nicht allzu sehr einzuschränken. In diesem Sinn wünschen wir Ihnen viel Erfolg und jede Menge Spaß mit den besten Rezepten für Figur und Fitness!

Und sollten Sie von diesem Buch gar nicht genug bekommen – in »Die neue FIT FOR FUN-Diät«, ebenfalls erschienen im Südwest Verlag, finden Sie noch mehr Tipps, Infos und natürlich jede Menge Rezepte für schlank machende Köstlichkeiten.

Dörte Helberg, FIT FOR FUN-Ernährungsressort
Prof. Dr. Michael Hamm, Ernährungswissenschaftler
und FIT FOR FUN-Ernährungsexperte

Die schnellen Erfolge von Crashdiäten sind nicht von Dauer: Die verlorenen Pfunde sitzen schon bald wieder auf den Rippen. Den ewigen Kreislauf von Ab- und Zunahme kann man nur mit Geduld und einem guten Langzeitprogramm durchbrechen.

Fühlen Sie sich in Ihrem Körper richtig wohl! Die FIT FOR FUN-Diät hilft Ihnen auf dem Weg dorthin.

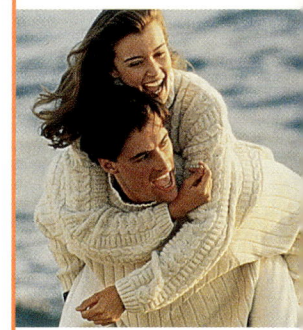

Radikale Hungerkuren ade!
Mit der FIT FOR FUN-Diät werden Sie
100-prozentig satt, riskieren keine
Nährstoffmängel und nehmen langsam, aber sicher ab. Magenknurren
und Essensfrust gibt es dabei nicht.

Warum diese Diät
gut für Sie ist

Das FIT FOR FUN-
Lebensstilkonzept

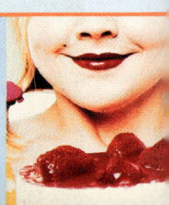

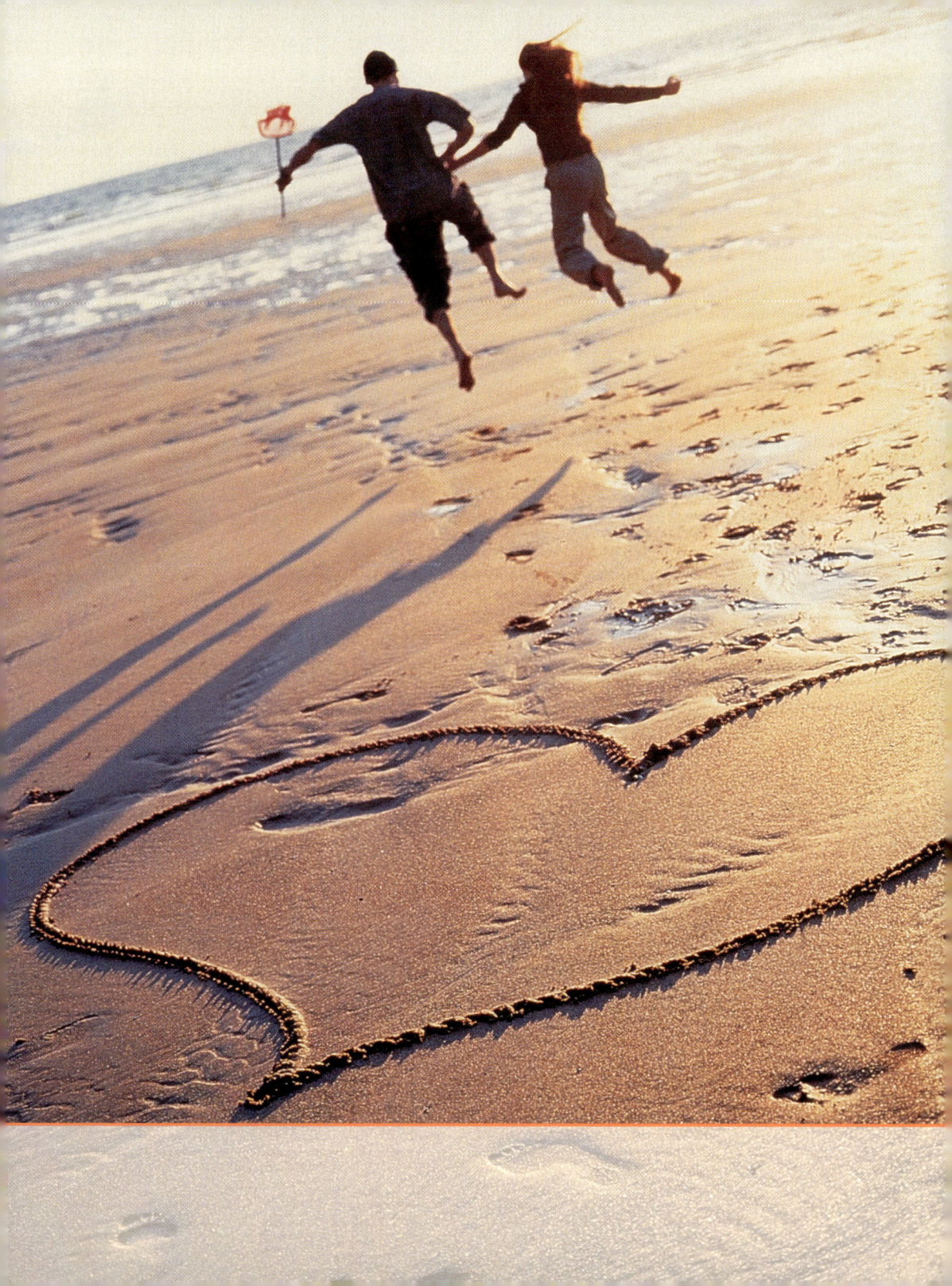

Superschlank – am Ideal vorbei

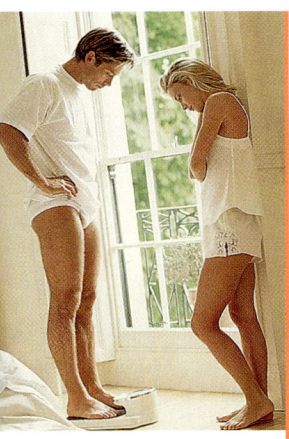

Bedenken Sie beim kritischen Blick auf die Waage: Diätterror ist out, das individuelle Wohlfühlgewicht ist in.

Die Psyche muss unbedingt mitmachen. Seien Sie absolut ehrlich zu sich selbst. Vor einer Diät sollten Sie sich fragen: »Warum will ich eigentlich abnehmen? Für wen? Wozu?« Nur wer aus eigenem Antrieb etwas ändern will, wird Erfolg haben. Wer es tut, weil er sich von seiner Umwelt dazu genötigt sieht, wird sich nur quälen.

Bevor Sie anfangen, irgendwelche Anstrengungen in Sachen Dünnerwerden zu unternehmen – machen Sie erst einmal eine Positionsbestimmung: Wo stehe ich, und wo will ich hin? Versuchen Sie, Ihre Figur realistisch zu beurteilen – ohne Selbsthass und von außen auferlegte Maßstäbe.

Formulieren Sie Ihre Ziele, und setzen Sie Prioritäten. Machen Sie sich bewusst, wie wichtig es Ihnen ist, Ihre Figur zu ändern. Aber seien Sie nicht zu streng mit sich selbst. Schließlich heißt Ihr Ziel doch: »Ich will mich wohler fühlen.« Und das geht nur, wenn Sie sich selbst gut leiden können.

Unser Selbstwertgefühl hängt wesentlich von dem Bild ab, das wir von uns haben. Stimmt aber unser eigenes Bodyimage? Vielleicht sehen Sie sich selbst mit anderen Augen, wenn Sie sich einmal Folgendes vergegenwärtigen: Sowohl Frauen als auch Männer glauben, dass das andere Geschlecht mehr von ihrer Figur erwartet, als dies tatsächlich der Fall ist.

Wie sieht der Traumpartner aus?

Die Beliebtheit des extrem muskulösen Männerkörpers bei Frauen wird von den Männern überbewertet. Ein überbreites Männerkreuz kommt nur bei jeder zehnten Frau gut an. Sportlich sollte der Ideal-

partner jedoch schon sein. Bei den Männern hat als idealer Frauen-
typus die sportliche Erscheinung den Wespentaillentyp abgelöst.
Androgyne Frauen – die Schultern dürfen dabei ruhig etwas kräftiger sein – sind gefragt.

Superdünne Twiggys sind out: Nur etwa vier Prozent der männlichen
Bevölkerung finden magere Frauen besonders anziehend. Die schlanke (aber nicht magere), sportliche Figur ist heute eindeutig das Attraktivitätsideal in der Bevölkerung. Besonders erfreulich ist, dass gerade
schlanke Menschen häufig auch sportlich aktiver sind, um ihre Figur
zu halten, also eigentlich nicht auf Kalorientabellen und ständige
Diätkuren setzen.

Das Diktat der Pfunde auf der Waage

Wer nur die Kalorien auf dem Teller und die Pfunde auf der Waage
zählt, tut zu wenig für Figur und Fitness und kann auf Dauer sogar rich-
tiggehend diätkrank werden, denn nach und nach steht nur noch das
eigene Körpergewicht im Vordergrund, und der Aspekt des persönlichen Wohlbefindens wird völlig und geradezu verantwortungslos ins
Abseits gedrängt.

Ideal – ist weniger mehr?

Das Idealgewicht ist gerade für Frauen häufig ein Phantom, dem sie
nachjagen. Fast die Hälfte aller Frauen will weniger wiegen, als die
Waage anzeigt – ob es sinnvoll und nötig ist oder nicht.

Auch beim anderen Geschlecht mehren sich die Sorgen um die Figur:
Immerhin ein Drittel der Männer will ebenfalls abspecken und findet sich viel zu dick. Besonders alarmierend aber: Immer mehr und
immer jüngere Mädchen und Jungen fühlen sich in ihren Körpern
immer weniger wohl.

Den eigenen Typ zu bejahen und zu entwickeln, erfordert ein gesundes Selbstbewusstsein. Mit dem Nacheifern eines – meist unerreichbaren – Schönheitsideals verraten nicht nur junge Mädchen ihre innere Unsicherheit.

Eine positive Einstellung zu sich selbst und zum eigenen Körper ist die wichtigste Voraussetzung für eine Diät. Mit verbissener Selbstkasteiung werden Sie vielleicht schlanker, aber bestimmt nicht zufriedener.

Mit Essstörungen zur Traumfigur?

Hauptbetroffene sind nach wie vor junge Frauen, doch auch immer mehr Männer driften aus Kummer über ihren Körper ebenfalls in krankhaftes Essverhalten ab. Nach einer Befragung der Deutschen Gesellschaft für Ernährung träumen erschreckende 90 Prozent der weiblichen Teenager und 72 Prozent der jungen Männer davon, den Zeiger auf der Waage zurückgehen zu sehen. Weiteres Anzeichen des wachsenden Schlankheitswahns: Bereits neunjährige Kinder beginnen mit Diäten. Bulimie (Ess-Brech-Sucht) und Magersucht werden auch bei Jungen und Männern immer mehr zum Thema.

Falsche Vorbilder

Nach einer Studie des US-Magazins »Psychology Today« erzeugen superschlanke und schöne Models in der Werbung ein falsches Ideal der Traumfigur, und 43 Prozent der Frauen sowie 28 Prozent der Männer fühlen sich durch sie verunsichert. Schon lang warnen sowohl Ernährungswissenschaftler als auch Ärzte vor dem Diätmissbrauch – also vor strengster Kalorienkontrolle zur Erzwingung eines Schlankheitsideals, das für die meisten Frauen letztlich doch unerreichbar bleibt. Wer allerdings geglaubt hat, die Zeiten der klapperdürren Bohnenstange Twiggy, dem Teenageridol der 1960er Jahre, wären endgültig vorbei, wird durch Idole wie Calista Flockhart, Gwyneth Paltrow oder Kate Moss eines Besseren belehrt.

So treibt die Diskrepanz zwischen Anspruch und körperlicher Realität viele in die Verzweiflung, und es bleibt nicht aus, dass der Schlankheitskult seine Opfer fordert. Die Folge sind immer neue Fälle von Essstörungen. Also Vorsicht: Setzen Sie sich realistische Ziele, und bedenken Sie, dass das wahre Attraktivitätsideal nicht mehr Schlankheit um jeden Preis heißt. Diätfanatismus und übertriebener Ehrgeiz können schließlich krank machen.

Nur kein kollektiver Diätzwang!

▸ Werden Sie nicht zum Mitläufer bei jeder neuen Modediät, und lassen Sie sich Ihre Diätziele nicht von anderen diktieren!

▸ Prüfen Sie vor allem, ob der Wunsch abzunehmen Ihr eigener ist, oder ob Sie es etwa jemand anderem zuliebe tun wollen. Ist es vielleicht Ihre Mutter, die schon in Ihrer Kindheit an Ihnen herummeckerte und Ihnen das Essen vermieste?

▸ Ist es Ihr Partner, der Sie schlanker haben möchte? Dann fehlt Ihnen echte Motivation. Sie müssen aus eigenem Antrieb und für Ihr eigenes Wohlbefinden und Selbstbewusstsein etwas ändern wollen – und bestimmt nicht nur, weil andere es von Ihnen erwarten.

▸ Natürlich tut auch Unterstützung aus Ihrer Umgebung gut, z. B. vom Partner oder von Freunden und Arbeitskollegen, doch es sollte sich keinesfalls eine Wettbewerbssituation entwickeln. Beginnen Sie nie eine Diät, bevor Sie sich über diese Zusammenhänge und die folgenden Fragen nicht wirklich im Klaren sind.

> Hungern Sie nicht für andere! Wer nur seine Umgebung durch Abnahmeerfolge beeindrucken will, wird kaum das nötige Durchhaltevermögen aufbringen.

Ihr Motivations-Check-up

Führen Sie sich einmal ganz in Ruhe vor Augen, was Sie zum gesünderen Essen (und Abnehmen) motivieren kann. Am besten, Sie listen alle Gründe auf einem Blatt Papier auf. Das könnten z. B. sein:

▸ Ich fühle mich attraktiver und wohler in meiner Haut.

▸ Ich kann mich besser bewegen.

▸ Ich habe mehr Puste und mehr Spaß am Sport.

▸ Ich kann mich frei am Strand und im Schwimmbad bewegen.

▸ Ich habe meine eingefahrenen Ernährungsgewohnheiten im Griff.

▸ Ich bin gesundheitlich besser drauf.

▸ Ich kann figurbetontere Kleidung tragen.

Sich ganz in Ruhe über die Gründe für eine Ernährungsumstellung klar zu werden, ist eine wichtige Voraussetzung für den Erfolg. Fixieren Sie deshalb einmal alle Vor- und Nachteile schriftlich.

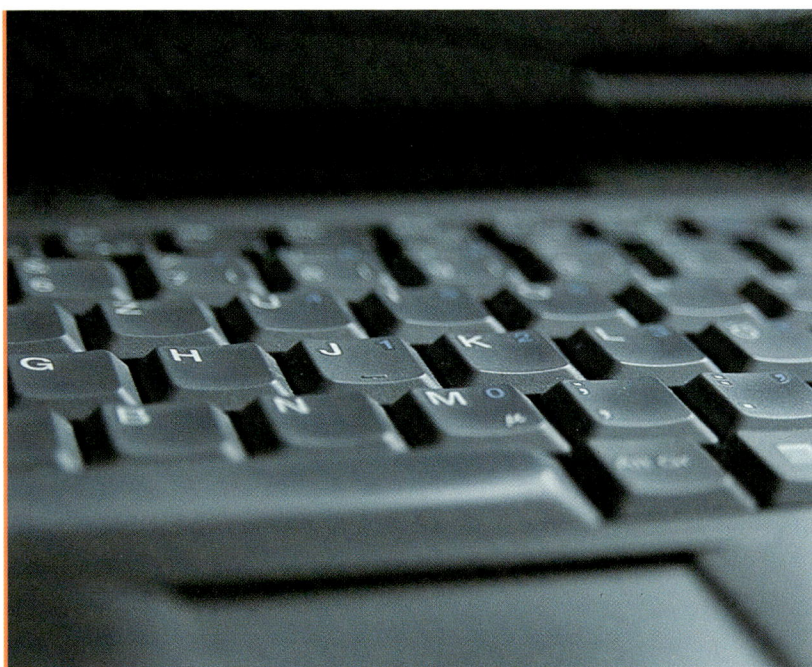

FIT FOR FUN soll Ihnen mehr Wohlbefinden einbringen – und das vom ersten Tag an. Wenn Ihre Diätversuche bisher eine Quälerei darstellten, haben Sie einfach das falsche Konzept gewählt!

Gute Noten fürs Ego

Da sich die Resultate einer Ernährungsumstellung nicht über Nacht abzeichnen, sollten Sie sich auch für kleine Schritte belohnen. Lassen Sie sich von anderen für Ihren Erfolg loben. Der größte Anreiz dafür, bei der Stange zu bleiben, ist das gesteigerte Wohlbefinden.

Was Essen Ihnen bedeutet

Dann sollten Sie noch einmal überlegen, was Essen für Sie bedeutet. Stellen Sie auch zu diesem Thema eine Liste zusammen. Die angenehmen Begleiterscheinungen könnten lauten:

- ▶ Essen ist Geselligkeit.
- ▶ Essen ist Belohnung.

▶ Essen ist Genuss.

▶ Essen ist Entspannung.

▶ Einkaufen, Kochen, ein tolles Essen zelebrieren macht einfach einen Riesenspaß.

Geben Sie jedem Argument auf beiden Listen einen persönlichen Wichtigkeitswert, wobei die »Ich will gesünder essen und abnehmen«-Liste idealerweise die »Ich möchte futtern«-Liste um einige Punkte übertreffen sollte.

Ganz wichtig: Es geht dabei vor allem darum, seine persönlichen Prioritäten zu setzen und die unterschiedlichen Zielsetzungen und Ansprüche vernünftig auszubalancieren. Sie sollen schließlich nicht die Freude am Essen verlieren, sondern sich auf eine bewusstere Ernährung umstellen.

Dabei schließt das eine bekanntlich das andere ja auch gar nicht aus, denn bewusster essen heißt keineswegs, auf Genuss zu verzichten. Sie sollten Ihre selbst formulierten Ziele aber immer im Kopf haben, um nicht in den gewohnten Ernährungstrott zurückzufallen. So festigen Sie Ihre Vorsätze, und Ihre Motivation wird stärker.

Eine klare Definition Ihrer Diätziele erleichtert den Einstieg. Um sie nicht aus den Augen zu verlieren, sollten Sie Ihre Liste an eine Pinnwand heften oder in Ihren Taschenkalender legen. Das stärkt das Durchhaltevermögen.

Wie essen Sie eigentlich?

Möchten Sie Ihrem Essverhalten spielerisch noch weiter auf die Schliche kommen? Dann ist der folgende Test das Richtige für Sie. Er hilft Ihnen herauszufinden, warum Sie eigentlich essen: vielleicht, um sich zu trösten oder weil Sie Stress haben? Um sich mit gesunder Ernährung fit zu halten, oder ganz schlicht, weil's Ihnen schmeckt? Dieser von einem Psychologen entwickelte Test zeigt Ihnen, welcher Esstyp Sie sind. Finden Sie heraus, weshalb Sie zunehmen oder – wenn Sie (noch) das richtige Gewicht haben – wo die größten Gefahren für Ihre Figur lauern.

Welcher Esstyp sind Sie?

Kreuzen Sie bei den folgenden Fragen jeweils diejenige Antwort an, die auf Sie am meisten zutrifft. Mehrfachlösungen sind dabei nicht vorgesehen. Und denken Sie immer daran – nur wirklich absolute Ehrlichkeit kann auch ein unverfälschtes Testergebnis bringen. Die Auswertung und Auflösung finden Sie im Anschluss an den Fragenkatalog ab Seite 23. *(Quelle: FIT FOR FUN)*

Mit zu viel gegessenen Fettkalorien nimmt man leichter zu als mit einem Kohlenhydratüberschuss.

1. Von nichts kommt nichts.
   Wenn ich Übergewicht habe, liegt das
   ☐ a) an den vielen süßen Verlockungen
   ☐ b) an den Erbanlagen
   ☐ c) an unausgewogener Ernährung
   ☐ d) an zu wenig Bewegung
   ☐ e) am Stress

2. So richtig hungrig werde ich eigentlich nur
   ☐ a) während einer Diät
   ☐ b) wenn im Restaurant das Essen nicht kommt
   ☐ c) nach dem Genuss von Alkohol
   ☐ d) nach einem harten Arbeitstag
   ☐ e) zur gewohnten Essenszeit

3. Dicksein hat seine Nachteile, denn Dicke
   ☐ a) kommen schneller ins Schwitzen
   ☐ b) haben weniger Spaß am Sex
   ☐ c) können keine schicke Kleidung tragen
   ☐ d) haben kein gutes Körpergefühl
   ☐ e) leben ungesund

4. Dicke haben es gut. Sie haben

- ☐ a) wenigstens die Ruhe weg
- ☐ b) immer etwas zuzusetzen
- ☐ c) eine solide Schutzschicht
- ☐ d) Gemüt und Humor
- ☐ e) einen Hang zum Genießen

5. Mal ehrlich, so ein großes Stück Sahnetorte ist

- ☐ a) total ungesund
- ☐ b) eine Belohnung
- ☐ c) eine Kalorienbombe
- ☐ d) eine süße Versuchung
- ☐ e) ein Grund, mal Pause zu machen

6. Wenn ich essen gehe, sollte es möglichst

- ☐ a) gesund und nahrhaft sein
- ☐ b) schnell serviert werden und ausreichend sättigen
- ☐ c) niveauvoll sein und in einem angenehmen Ambiente stattfinden
- ☐ d) richtig gut schmecken
- ☐ e) eine große Auswahl geben

7. Ich fühle mich attraktiv, wenn ich

- ☐ a) mich körperlich wohl fühle
- ☐ b) ganz gesund bin
- ☐ c) mein Idealgewicht halte
- ☐ d) keinen Stress habe
- ☐ e) das Leben in vollen Zügen genieße

Übergewichtige beiderlei Geschlechts bevorzugen fettreiche Speisen. Der Genuss von Fett wird als positiv empfunden, besonders in der Kombination mit Süße.

Welcher Esstyp sind Sie?

8. Wenn mein Körper meine Wohnung ist, ist mein Übergewicht
   - ☐ a) eine Gebietserweiterung ohne Nutzen
   - ☐ b) die Grenzfestung, die mich schützt
   - ☐ c) wie ein Zimmer, in dem zu viel steht
   - ☐ d) eine Sammlung lukullischer Erinnerungen
   - ☐ e) eine Tür mit zu vielen Riegeln

9. Wie viel ich bei einer Abendmahlzeit esse, hängt davon ab,
   - ☐ a) wie viele Kalorien sie hat
   - ☐ b) wie gut es mir schmeckt
   - ☐ c) wie hungrig ich bin
   - ☐ d) wie kaputt ich bin
   - ☐ e) wie groß meine Esslust ist

10. Bei mir zu Hause gilt:
    - ☐ a) Gegessen wird, was auf den Tisch kommt
    - ☐ b) Hauptsache, es schmeckt
    - ☐ c) Auf die Zutaten kommt es an
    - ☐ d) Öfter mal was Neues
    - ☐ e) Lieber zu viel als zu wenig

11. Eine Diät ist auch psychischer Stress. Den kann ich am besten bewältigen, wenn ich
    - ☐ a) mich trösten lasse
    - ☐ b) mich möglichst gut ablenke
    - ☐ c) mir Mut zuspreche
    - ☐ d) genügend Zeit habe, mich auf die Diät zu konzentrieren
    - ☐ e) mir die gesunden Effekte vor Augen halte

Eine Diät darf kein starres Korsett sein, sondern muss möglichst flexibel auf die individuellen Bedürfnisse eingehen. Jeder Mensch ist anders – auch beim Abnehmen.

12. Welches Gefühl überwiegt, wenn Sie an Ihren Körper denken?

- ☐ a) Zufriedenheit
- ☐ b) Ärger
- ☐ c) Versuchung
- ☐ d) Gesundheit
- ☐ e) Spaß

13. Woher sollte der letzte Anstoß für eine Diät kommen?

- ☐ a) Partner
- ☐ b) Waage
- ☐ c) Arzt
- ☐ d) Körper
- ☐ e) Kleidung

14. Im Urlaub brauche ich für mich und meinen Körper vor allem

- ☐ a) kulturelle Abwechslung und interessante Unternehmungen
- ☐ b) neue Eindrücke und Selbsterfahrung
- ☐ c) Ruhe und Entspannung
- ☐ d) feines Essen und gute Getränke
- ☐ e) gute Unterbringung und eine perfekte Organisation

15. Wenn ich mich richtig geärgert habe, könnte ich

- ☐ a) platzen vor Wut
- ☐ b) alles in mich hineinfressen
- ☐ c) einen guten Tropfen vertragen
- ☐ d) auf eine einsame Insel flüchten
- ☐ e) ein paar Kilometer joggen

Die ideale Energiezufuhr: 25 Prozent zum Frühstück, zehn Prozent beim Vormittagssnack, zu Mittag 30 Prozent, beim Nachmittagsimbiss zehn Prozent und zum Abendessen 25 Prozent.

Welcher Esstyp sind Sie?

16. Kann denn Essen Sünde sein?
Nur wenn es
- ☐ a) nicht satt macht
- ☐ b) schlampig zubereitet ist
- ☐ c) nach gar nichts schmeckt
- ☐ d) zu teuer ist
- ☐ e) aus minderwertigen Zutaten besteht

17. Die schönste Art, für ein gutes Körpergefühl zu sorgen, ist
- ☐ a) ein gut geregelter Diätplan
- ☐ b) sportliche Betätigung
- ☐ c) Sauna und Massage
- ☐ d) gesunde Biokost
- ☐ e) eine Schlafkur

18. Gutes Essen ist wie guter Sex.
- ☐ a) Häufig fehlt mir für beides die Zeit
- ☐ b) Beides kann man heute nur noch mit Vorsicht genießen
- ☐ c) Aber jedes zu seiner Zeit
- ☐ d) Es sollte am besten gar nicht mehr aufhören
- ☐ e) Man braucht Zeit, um es zu genießen

19. Über meine Ernährung denke ich nach,
- ☐ a) wenn mein Einkaufswagen mal wieder überquillt
- ☐ b) wenn ich hungrig bin
- ☐ c) weil es Freude macht
- ☐ d) um nichts falsch zu machen
- ☐ e) aber viel zu selten

Bei Kohlenhydratmangel ist schlechte Laune biochemisch vorprogrammiert. Der Grund: Die Serotoninproduktion im Gehirn wird herabgesetzt – und Serotonin ist quasi das Antimiesepetermittel der Natur.

20. Wenn ich an ein Stück Pflaumenkuchen denke,

☐ a) läuft mir das Wasser im Mund zusammen

☐ b) wünsche ich mir ein Sahnehäubchen obendrauf

☐ c) freue ich mich, wenn er aus Vollkornteig ist

☐ d) wünsche ich mir einen gemütlichen Sonntagnach-
mittag dazu

☐ e) bekomme ich Appetit

21. Heißhunger bekomme ich

☐ a) einfach so, ohne besonderen Grund

☐ b) wenn die Ernährung nicht ausgewogen war

☐ c) wenn etwas besonders köstlich zubereitet ist

☐ d) eigentlich nie

☐ e) wenn ich Stress und Ärger hatte

22. Wenn ich zu viel wiege,

☐ a) ärgere ich mich

☐ b) schmeckt mir das Essen trotzdem

☐ c) esse ich ein paar Tage etwas gezielter

☐ d) plagt mich das schlechte Gewissen

☐ e) fühle ich mich unwohl

23. Wenn ich einen Privatkoch hätte, müsste der

☐ a) meinen gesamten Ernährungsplan überwachen

☐ b) sich um alles kümmern

☐ c) immer wieder neue Rezepte ausprobieren

☐ d) mit meinen Gesundheitsansichten übereinstimmen

☐ e) sich mit meinen Essvorlieben vertraut machen

Auswertung

Tragen Sie Ihre Antworten zu den 23 Testfragen in die Tabelle auf der nächsten Seite ein, und zählen Sie anschließend zusammen, wie viele Kreuze Sie unter den verschiedenen Esstypen I bis V gemacht haben. Die Auflösung, welcher Esstyp Sie sind und was das für Ihre Ernährung bedeutet, finden Sie auf Seite 25ff.

Auflösung

Frage	Typ I	Typ II	Typ III	Typ IV	Typ V
1	e	b	a	d	c
2	d	c	a	b	e
3	a	c	b	e	d
4	c	b	e	d	a
5	e	b	d	c	a
6	b	e	c	d	a
7	d	c	e	a	b
8	c	d	b	a	e
9	d	e	b	c	a
10	a	e	d	b	c
11	d	b	a	c	e
12	b	c	e	a	d
13	a	b	e	d	c
14	c	e	d	a	b
15	b	d	c	a	e
16	d	a	c	b	e
17	e	a	c	b	d
18	a	d	e	c	b
19	e	a	c	b	d
20	d	b	a	e	c
21	e	a	c	d	b
22	a	d	b	e	c
23	b	a	c	e	d
Summe					

Schlechte Vorbilder: Viele Kinder übernehmen die Ess- und auch die Bewegungsgewohnheiten ihrer Eltern. Und aus dicken Kindern werden allzu leicht übergewichtige Erwachsene.

Dieser Esstyp sind Sie

Wenn Sie in einer Kategorie neun oder mehr Punkte haben, lesen Sie die dazugehörige Typbeschreibung. Bei sieben und acht Punkten treffen die Erläuterungen etwas vermindert auf Sie zu. Sollten Sie in zwei oder drei Kategorien die Punktzahl sieben erreichen, lesen Sie bitte zusätzlich, was unter »offener Klasse« steht. Haben Sie gleichmäßig verteilt eine geringere Punktzahl, lesen Sie auch den »Mischtyp«.

Neun oder mehr Punkte unter Typ I –
der Gestresste

Alles ist in Ordnung, solange Sie keinen Stress haben. Doch wenn Arbeit und Alltag Sie unter Druck setzen, gerät alles aus den Fugen. Sie schlucken Ärger und Frust hinunter, gönnen sich keine Pause und beginnen sich zu vernachlässigen. Am Abend müssen Sie sich dann mit doppelten Portionen, Süßigkeiten und Alkohol entspannen. So was ist gefährlich, denn übergroße Portionen setzen sich an Bauch und Hüften fest, auch wenn Sie tagsüber kaum etwas gegessen haben. Verteilen Sie die Mahlzeiten auf den ganzen Tag, und halten Sie Ihren Blutzuckerspiegel konstant. Das verhindert den Heißhunger am Abend und gibt Ihnen beständige Energie. Unser Tipp: Sagen Sie öfter mal Nein. Dann pendelt sich Ihr Normalgewicht von selbst ein, und Sie können auf Diäten verzichten.

Neun oder mehr Punkte unter Typ II –
der Maßlose

Sie möchten in einem Land der Sehnsüchte leben, wo es weder Einschränkungen noch Entsagungen gibt. Das ist zwar ein schöner Traum, in der Realität kann er aber zu unliebsamen Folgen führen – auch zu Übergewicht. Ihr Problem ist es, Ihrem Leben Struktur zu geben und

Mit »Essen« werden Begriffe wie »Lieblingsgericht«, »Genuss« oder »Geselligkeit« verbunden, mit »Ernährung« Abstraktes wie »Kalorien«, »Nährstoffe« oder »Gesundheit«.

die für Sie richtigen Maßstäbe zu finden. Was wollen Sie? Wie möchten Sie gern sein? Was mögen Sie an sich selbst? Wie fühlen Sie sich am wohlsten? Beantworten Sie sich die Fragen ruhig schriftlich. Orientieren Sie sich dabei nicht an vorgegebenen Idealen (etwa hinsichtlich der Figur), sondern an einer Grenze, die Sie sich selbst setzen. Die allerdings sollte dann verbindlich sein. Wenn Sie Ihr Leben offensiver in die Hand nehmen, brauchen Sie sich auch keinen Schutzpanzer mehr anzufuttern.

> Der Begriff »Essen« betrifft stärker das Gefühl, der Begriff »Ernährung« eher den Verstand. Der bewusste Genießer verbindet idealerweise beide Begriffe in gesunder Ausgewogenheit.

Neun oder mehr Punkte unter Typ III –
der Genießer

Die Lust am Leben müssen Sie nicht lernen, und dass die Liebe durch den Magen geht, ist für Sie nicht nur ein Sprichwort. Ihr Hang, sich mit Essen und Trinken zu verwöhnen, birgt allerdings die Gefahr, dass Sie zu wenig auf ausgewogene Ernährung und Kalorien achten. Etwas Sport könnte dafür sorgen, dass die Bilanz ins Gleichgewicht kommt. Dehnen Sie Ihre Genussfreude auch auf andere Lebensbereiche aus, wie z. B. Reisen oder Hobbys. Und: Verwöhnen Sie nicht nur Ihren Körper, sondern auch Ihre Seele.

Neun oder mehr Punkte unter Typ IV –
der Normale

Essen ist nicht der Mittelpunkt Ihres Lebens. Sie erwarten zwar, dass es schmeckt und Ihr Hunger gestillt wird. Damit ist das Thema aber auch erledigt. Sie haben ein gutes Verhältnis zu Ihrem Körper; Empfindungen wie Hunger, Sattsein oder Appetit regeln Ihre Ernährung und halten Ihr Gewicht normalerweise auf dem Niveau, das Ihnen gut tut. Wenn es trotzdem mal außer Kontrolle gerät, sollten Sie überprüfen, was sich in Ihrem Alltag geändert hat: Treiben Sie weniger Sport? Gibt es besonderen Stress im Job oder im Privatleben?

Haben Sie andere Ernährungsgewohnheiten angenommen? Spüren Sie Ihren Empfindungen nach, bis sich das gewohnte Körpergefühl wieder einstellt.

Neun oder mehr Punkte unter Typ V –
der Gesunde

Für Sie ist Ernährung eine ernste Angelegenheit. Bei all den Umweltgiften und Gesundheitsgefährdungen wollen Sie kein Risiko eingehen. Sie kaufen nur Wertvolles und garantiert Unbelastetes ein, auch wenn das seinen Preis hat. Ihr Körper dankt es Ihnen, denn er ist in verantwortungsvollen Händen. Sie dürften selten unter Übergewicht leiden, dazu sind Sie viel zu diszipliniert. Wenn Sie zu Verdauungsproblemen neigen, sollten Sie prüfen, ob Sie sich nicht zu einseitig ernähren. Möglicherweise kommt auch der Genuss ein bisschen zu kurz? Gönnen Sie sich ruhig mal ein überflüssiges Stück Schokolade. Sie können ja zum Ausgleich ein wenig Sport treiben.

Sieben oder mehr Punkte in zwei oder drei Kategorien –
offene Klasse

Wenn Ihre höchsten Werte in den Rubriken I, II und III liegen, heißt das: Vorsicht, Sie können in mehrere Fettnäpfchen treten. Spitzenwerte bei den Typen IV und V bedeuten: Prima, das ist die optimale Kombination! Wenn Sie die meisten bei Typ I, II oder III in Kombination mit IV oder V haben, ist die Gefahr geringer, dass Sie zu dick werden – Ihre Ernährungsschwächen haben ein gesundes Gegengewicht.

Weniger als sieben Punkte in allen Kategorien –
Mischtyp

Orientieren Sie sich an der Typbeschreibung, bei der Sie die meisten Punkte erzielt haben.

Wirklich gesunde Ernährung hat immer etwas mit Wohlfühlen zu tun. deshalb führt das Auf und Ab zwischen Dick und Dünn mit herkömmlichen Schlankheitskuren ebenso wenig zum Ziel wie das Surfen auf der jeweils neuesten Fitnesswelle.

Übergewicht macht krank

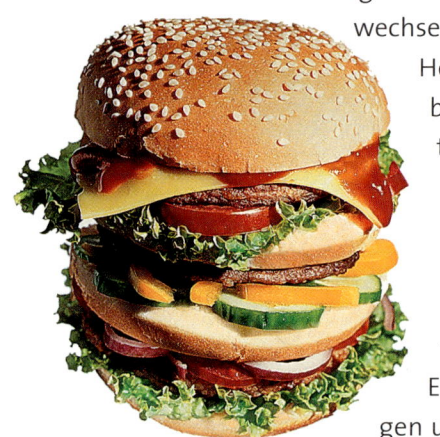

Starkes Übergewicht gilt als Wegbereiter für verschiedene Stoffwechselkrankheiten – allen voran die weit verbreiteten Herz-Kreislauf-Erkrankungen. Außerdem treten bei den Schwergewichtigen häufiger Komplikationen während Operationen und Schwangerschaft sowie Gelenkprobleme durch Überbelastung auf.

Nach neuesten Angaben der Weltgesundheitsorganisation (WHO) ist Fettleibigkeit das weltweit größte Gesundheitsproblem bei Erwachsenen. Wenn über viele Jahre nichts dagegen unternommen wird, steigt das Risiko für Herz-Kreislauf-Erkrankungen und Diabetes mellitus, die so genannte Zuckerkrankheit.

Kann denn Fastfood Sünde sein? Allerdings – wenn man es zur Dauerernährung werden lässt.

Der Wohlstand bringt uns um

Die dunkle Kehrseite von reichlicher Nahrungsauswahl und bequemem Lebensstil heißt metabolisches Syndrom. Diese neue Volkskrankheit – auch Wohlstandssyndrom genannt – betrifft nach Schätzungen von Ärzten rund zehn Millionen Bundesbürger. Hinter dem medizinischen Fachbegriff verbirgt sich das verhängnisvolle Zusammenwirken von Übergewicht, Diabetes mellitus, Bluthochdruck und überhöhtem Blutfettspiegel (Cholesterinspiegel).

Das »tödliche Quartett« vereint die Hauptursachen für Arteriosklerose. Und eine solche Verstopfung der Arterien kann wiederum zu Herzinfarkt oder Hirnschlag führen. Zu fettreiche Ernährung und Bewegungsmangel begünstigen diese Erkrankungen bzw. können sie sogar auslösen.

Fitness ist keine Frage der Jugend. Es lohnt sich in jedem Lebensalter, in die eigene Gesundheit zu investieren.

Älter werden und fit bleiben

Da die FIT FOR FUN-Diät genau zum gegenteiligen Verhalten motiviert, entspricht sie in optimaler Weise den Empfehlungen der modernen Medizin im Hinblick auf die Vorbeugung von Herz-Kreislauf-Erkrankungen. Und noch etwas ist wichtig: Wir werden heute älter denn je. Dabei geht es aber nicht nur darum, möglichst lang zu leben, sondern vor allem darum, möglichst erfüllt zu leben. Wer fit ist und isst, hat nicht nur heute mehr von seinem Dasein. Er kann sich auch in späten Jahren besser bewegen, ist aktiver und erlebnisfähiger.

Gnade mit den Molligen

Wenn Sie Erfolg beim Abnehmen haben wollen, schließen Sie jetzt mit sich selbst ein Abkommen: Sie werden alles tun, um sich selbst zu unterstützen und zu helfen. Wenn Sie einmal schwach werden sollten, werden Sie sich keine Vorwürfe machen. Sie verachten sich nicht, weil Sie so gern essen und Ihre Figur nicht dem Ideal entspricht. Sie mögen sich auch mit Ihren kleinen Schwächen und unterstützen sich wohlwollend und freundlich bei Ihrem Versuch, Ernährung und Lebensweise umzustellen. Sie belohnen sich für jeden kleinen Erfolg und schielen nicht ständig auf die Schlankeren, Fitteren, Schöneren. Bloß weil Sie ein paar Pfunde zu viel auf die Waage bringen, sind Sie kein schlechterer Mensch. Wahrscheinlich haben Sie außerdem das Pech, genetisch bedingt ein guter Futterverwerter zu sein. Biologisch gesehen ist nämlich die Neigung zur Leibesfülle durchaus sinnvoll. Unsere jagenden und sammelnden Vorfahren waren schließlich darauf angewiesen, sich dann die Bäuche vollzuschlagen, wenn es mal etwas gab und für schlechte Zeiten Reserven in Form von kleinen

Ihr Körper braucht Zeit, um sich auf eine vollwertige Ernährung umzustellen. Mit Selbstvorwürfen und strikten Verboten Ihrer Lieblingsspeisen schwächen Sie nur Ihre Motivation, die Diät durchzuhalten.

Pölsterchen anzulegen. Deswegen sind unsere Körper darauf programmiert, Energie, sprich Fett, zu speichern. Jahrtausendelang war es von entscheidendem Vorteil, energiereiche Lebensmittel zu essen, wenn diese vorhanden waren.

Fettspeichern ist ganz natürlich

Für den Körperfett-
anteil sind für Frau-
en je nach Alter
zwischen 22 und
28 Prozent emp-
fehlenswert. Bei
Männern sollten es
weniger als 20 Pro-
zent sein.

Der tägliche »Sündenfall« am reichlich gedeckten Tisch von heute wäre dann – so die Ansicht des Ernährungspsychologen Prof. Dr. Volker Pudel – nichts anderes als eine biologische Reminiszenz an jene Zeiten, da das Leben von jeder Kalorie abhing, derer man habhaft werden konnte. Gute Futterverwerter hatten in knappen Zeiten bessere Überlebenschancen. So gesehen läuft jeder Versuch abzunehmen eigentlich der menschlichen Natur zuwider. Der biologischen »Altlast« lässt sich jedenfalls nur schwer mit einer Diät im herkömmlichen Sinn begegnen.

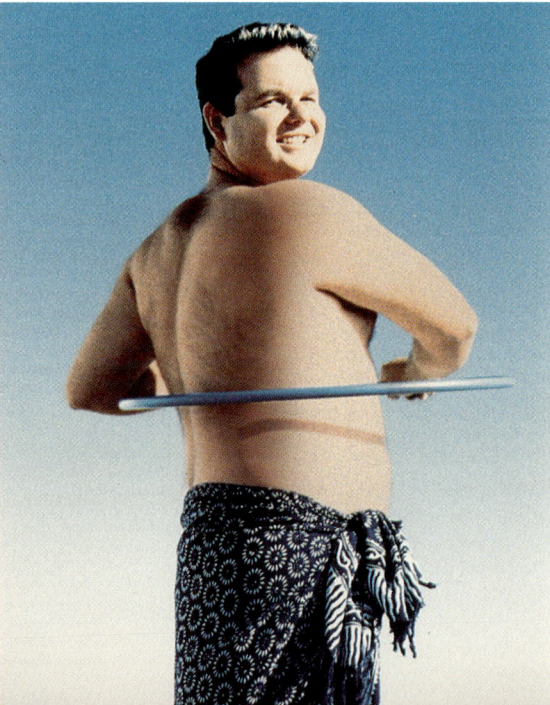

Laut Statistik sind 40 Prozent der Erwachsenen übergewichtig. Die häufigsten Ursachen: falsche Ernährung, zu wenig Bewegung. Also: Kommen Sie in die Gänge!

Frauen sind beim Abnehmen im Nachteil

Der weibliche Körper ist noch stärker darauf programmiert, Nahrung und Energie zu speichern. Schließlich mussten unsere Urahninnen während der Schwangerschaft und Stillzeit deutlich etwas zuzusetzen haben. Das ist auch der Grund, warum Frauen mit Werten um durchschnittlich 25 Prozent grundsätzlich einen höheren Körperfettanteil haben als Männer (unter 20 Prozent).

Die physiologische Zweckbestimmung dieser Fettspeicher hat zum großen Leidwesen vieler Frauen die Folge, dass sie zuerst an Hüften, Gesäß und Oberschenkeln zunehmen. Der typische Männerbauch ist dagegen in Wohlstandszeiten physiologisch funktionslos – im Klartext: völlig überflüssig.

Winterspeck als Überlebenspolster

Im Winter sorgte ein weiteres genetisches Programm dafür, dass unsere Vorfahren unbeschadet über die nahrungsarme Zeit kamen. Die Aufbewahrungs- und Lagermöglichkeiten waren beschränkt, die Natur bot praktisch keine pflanzliche Nahrung, Kälte und frühe Dunkelheit machten die Jagd auf Wildtiere schwierig.

Nur logisch, dass der menschliche Körper dann darauf programmiert war, die Nahrung perfekt auszuwerten, nicht zu viel Energie durch übertriebene Aktivität zu verschwenden und insgesamt alles etwas langsamer angehen zu lassen, um mit den vorhandenen Reserven überwintern zu können. Aus dieser Urentwicklung heraus resultiert wohl auch die Vorliebe für energiereiche Nahrung wie Nüsse, Trockenfrüchte und Süßes während der kalten Jahreszeit. Der Lichtmangel, der auf die Stimmung drückt, tut sein Übriges und lässt uns verstärkt nach kohlenhydrat- und fettreicher Nahrung wie Keksen, Schokolade, herzhaften Eintöpfen und Gänsebraten greifen, um über verschiedene Stoffwechselprozesse die Lage zu verbessern.

Der Wunsch vieler Frauen, gezielt an Hüften und Oberschenkeln abzunehmen, geht leider gegen das Programm der Natur. Ein harmonisches Erscheinungsbild lässt sich nur durch die Kombination von richtiger Ernährung und sportlichem Training erreichen.

Nicht nur die Weihnachtsgans ist schuld

Heute richtet sich dieses aufs Überleben ausgerichtete genetische Programm nur allzu leicht gegen uns: Ein überreiches Nahrungsangebot, winterlicher Bewegungsmangel und ein verlangsamter Stoffwechsel lassen über die kalte Jahreszeit schnell mal ein paar ungeliebte Polster entstehen, was eigentlich ja auch ganz natürlich ist. Kein Wunder, dass der Januar als typischer Diätmonat gilt. Weniger zutreffend ist dagegen die Schuldzuweisung an die üppigen Festtagsessen zwischen Weihnachten und Neujahr als Hauptverursacher der überflüssigen Pfunde. Entscheidend für das Gewicht ist die gewohnheitsmäßige »Routinekost«, also das, was wir das ganze Jahr über tagtäglich essen und trinken.

Gelegentliche Schlemmereien mit Festtagsbraten und Pralinen müssen Sie nicht als Esssünden brandmarken. Schuld an dem Speck auf den Rippen ist das tägliche bisschen Zuviel.

Ein schweres Erbe

Nicht nur übermäßiges Essen oder zu wenig Bewegung sind daran schuld, dass Menschen dick werden. Auch die Erbanlagen können eine wichtige Rolle spielen. So gibt es individuelle Unterschiede, was

Verstecken Sie sich nicht hinter Ausreden: Jeder kann abnehmen – auch wenn ihn die Natur vielleicht ein bisschen benachteiligt hat.

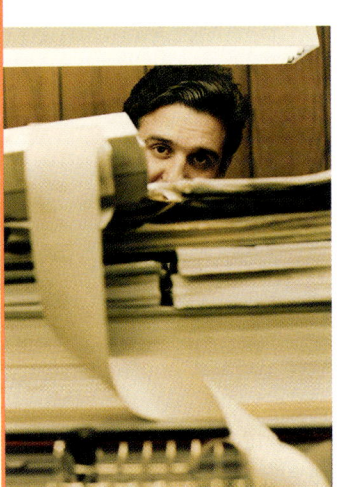

die durch Nahrungsaufnahme hervorgerufene Wärmebildung (Thermogenese) betrifft. Und Nahrungsenergie, die als Wärmeenergie verheizt wird, kann nicht ansetzen. Ein Teil der Übergewichtigen neigt jedoch dazu, Energie zu speichern und sie weniger in Wärme umzuwandeln. Während bei schlechten Futterverwertern täglich bis zu 400 Kilokalorien ungenutzt verpuffen, nutzen die guten Futterverwerter die Kilokalorien für die Bildung von Fettpolstern, sprich Energiereserven.

Dicksein – ein Schicksal?

Die Erforschung der genetischen Ursachen für Übergewicht, die immerhin auf 40 bis 70 Prozent geschätzt werden, laufen auf Hochtouren. Dickmachervirus und Fettsuchtgene beflügeln die Forscher in den Labors der Pharmaindustrie, um endlich das Medikament gegen das Wohlstandsleiden Nummer eins entwickeln zu können.

Die Gene spielen eine wichtige Rolle

Doch die Ergebnisse der Tierversuche lassen sich nicht so ohne weiteres auf den Menschen übertragen. Jüngst bekannt gewordene Nebenwirkungen von Schlankheitspillen haben einige Hersteller dazu veranlasst, ihre Präparate völlig vom Markt verschwinden zu lassen. Pillen und dubiose Mittelchen – da sind sich seriöse Wissenschaftler einig – sind garantiert nicht der richtige Weg zum gesunden Abspecken. Trotz der großen Fortschritte im Verständnis der molekularbiologischen Ursachen von Übergewicht sind Patentlösungen noch nicht in Sicht. Dafür sind letztlich auch die Ursachen zu vielfältig. Einen Vorteil hat den Betroffenen die bisherige Forschung aber schon gebracht: Übergewicht gilt in vielen Fällen als Schicksal und nicht länger mehr nur als Schuld oder persönliches Versagen.

Jeder kann abnehmen

Dennoch: Die ererbte Anlage darf weder als Ausrede noch als Anlass zur Resignation dienen. Niemand sollte sich also etwas vormachen. Erwiesen ist: Wer die richtigen Mittel einsetzt (fettarme Ernährung, mehr Bewegung), kann selbst bei ungünstigen genetischen Voraussetzungen ein akzeptables Gewicht erreichen und halten. Aber genauso wie es große und kleine Menschen gibt, müssen wir auch die natürliche Bandbreite beim Körpergewicht akzeptieren.

Auch wenn schon die Eltern und Großeltern dick waren: Schieben Sie nicht alles auf die Gene – vielleicht haben Sie ja auch nur die köstlichen Rezepte und die dick machenden Ernährungsgewohnheiten übernommen.

Die Medizin gibt uns Anhaltspunkte dafür, in welchen Bereichen das Gewicht gesundheitlich noch akzeptabel ist (siehe Seite 50ff.). Letztendlich geht es um Ihr Wohlfühlgewicht, mit dem Sie gesund bleiben und sich im Spiegel leiden mögen, ohne sich zu knechten und zu quälen. Nicht jedes Pfund über dem Ideal muss mit Diätgewalt bekämpft werden. Wenn es also mit Ihren Abspeckwünschen nicht ganz so klappt, wie Sie sich das vorstellen, üben Sie sich in Geduld – und vor allem: Seien Sie nicht zu streng mit sich selbst. Kämpfen Sie nicht verbissen und rigoros gegen ererbte genetische Programme an, sondern gehen Sie flexibel und behutsam vor.

In der Ära voller Kühlschränke und überquellender Supermarktregale müssen Sie sich einen gewichtsfreundlichen Speiseplan zusammenstellen. Wer sich nicht an Fettreichem, sondern an Kohlenhydraten satt isst, wird das Kalorienlimit schwerlich überschreiten und muss sich nicht mit frustrierenden Miniportionen auf dem Teller begnügen. Die FIT FOR FUN-Diät steht in diesem Sinn für reichliche Portionen, die mit viel Genuss und wenig Fett richtig satt machen.

Offiziell heißt die internationale Einheit für Energie, Wärme und Arbeit längst nicht mehr Kilokalorie, sondern Kilojoule. Die Formel für noch »Kalorienbewusste« lautet: 1 kcal = 4,184 kJ.

Die Energiebilanz muss stimmen

Kalorien und Joule sind Maßeinheiten für Energie. Die offizielle Einheit sind zwar Joule, im Sprachgebrauch haben sie sich jedoch nicht durchgesetzt. Da ist nach wie vor die Rede von den Kalorien, die streng genommen eigentlich Kilokalorien (kcal) sind.

Mit diesen Einheiten kann man ausdrücken, wie viel Energie der Körper benötigt, aber auch, wie viel Energie in der Nahrung steckt. Einzelne Nahrungsbestandteile enthalten unterschiedlich viel Energie: Ein Gramm Kohlenhydrate bzw. Eiweiß weisen jeweils vier Kilokalorien (kcal) oder 17 Kilojoule (kJ) auf, Fett hat dagegen neun Kilokalorien bzw. 38 Kilojoule pro Gramm. Im Vergleich dazu: Ein Gramm Alkohol hat sieben Kilokalorien bzw. 30 Kilojoule.

Kalorien sind nicht gleich Übergewicht

Energiegeladen heißt nicht übergewichtig. Wir brauchen praktisch ständig Energie: um zu gehen und zu arbeiten, aber auch, um zu schlafen und zu atmen. Selbst bei völliger Körperruhe benötigt unser Organismus Lebensenergie. Schließlich stehen Atmung, Herzschlag und innere Organtätigkeit nicht still, und auch eine gleichmäßige Körpertemperatur muss gewährleistet werden. Diesen für die Erhaltung der Lebensfunktionen notwendigen Energiebedarf nennt man Grundumsatz. Für Menschen, die körperlich leicht arbeiten und sich in ihrer Freizeit wenig bewegen, macht der Grundumsatz den größten Teil des täglichen Energieverbrauchs aus: etwa 60 bis 75 Prozent. Das sind bei Frauen etwa 1200 bis 1500 und bei Männern etwa 1400 bis 1800 Kilokalorien. Jüngere Menschen haben generell einen höheren Grundumsatz als ältere. Man kann ihn steigern, indem man mehr Muskelmasse aufbaut.

Der Schrecken jeden Gastgebers: Gäste, die ihre Diät wie ein gesundheitliches Leiden kommentieren und kalorienzählend im liebevoll zubereiteten Essen stochern. Mit FIT FOR FUN ersparen Sie sich und anderen solche Frustrationen.

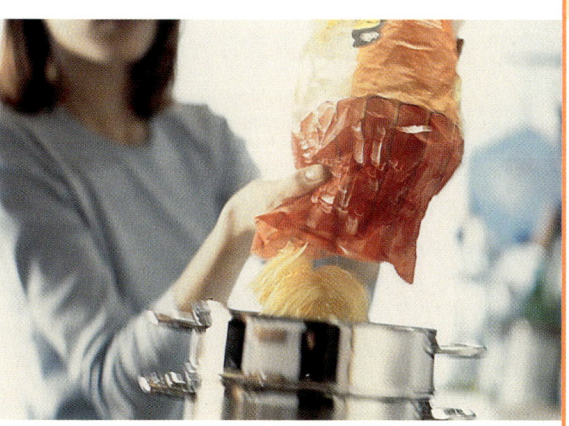

»Nudeln machen dick!« Dieser Spruch gehört mittlerweile längst ins Land der Märchen.

Sportler brauchen mehr Nachschub als Büromenschen

Bei einer Maschine gilt: Je mehr sie arbeitet, desto mehr Energie benötigt und verbraucht sie. Bei uns Menschen ist das nicht anders. Alles, was der Körper über den Grundumsatz hinaus beispielsweise für berufliche und sportliche Aktivitäten verbraucht, bezeichnet man als Leistungsumsatz, egal ob wir eine Stunde lang gemütlich spazieren gehen oder kraftvoll in die Pedale treten. Natürlich verheizen wir beim Radfahren mehr Kalorien als beim Flanieren.

Jetzt sollte es bei Ihnen klingeln: Wer sich mehr bewegt, darf auch mehr essen! Körperliche Aktivität vergrößert also den Spielraum für Genuss. Bewegungsmuffel müssen dagegen Buße tun und sich mit Feinschmeckerhäppchen begnügen.

Bewegung tut gut – aber oft fällt es so schwer, sich aufzuraffen! Sport mit Freunden macht mehr Spaß und bindet an Termine, die man nicht ganz so leicht verschiebt oder absagt.

Wie viel Energie Sie benötigen

Ihr ganz persönlicher Energiebedarf setzt sich aus den beiden Faktoren Grundumsatz und Leistungsumsatz zusammen. Eigentlich ganz einfach. Jedoch fällt der Grundumsatz bei jedem Menschen etwas anders aus, je nachdem, wie der Stoffwechsel funktioniert. Große Menschen benötigen beispielsweise in der Regel etwas mehr Energie als kleine. Und Männer etwas mehr als Frauen.

Zudem sinkt der Grundumsatz mit zunehmendem Lebensalter, und zwar in dem Maß, wie die körperliche Aktivität abnimmt. Denn dabei geht in der Regel Muskelmasse verloren. Und die Muskulatur – als aktive Körpermasse – bedingt im Vergleich zum trägen Fettgewebe einen höheren Grundumsatz. Durchtrainierte Menschen verbrennen also nicht nur allein durch ihren Sport mehr Kalorien, sondern haben aufgrund der vermehrten Muskelmasse auch eine generell höhere Stoffwechselaktivität, selbst wenn sie sich einmal weniger bewegen.

Radikaldiäten lassen die Muskeln schrumpfen

Schlechte Karten haben dagegen all diejenigen, die durch falsch zusammengesetzte und radikale Diäten abnehmen. Denn ein schneller Gewichtsverlust geht zwangsläufig auch auf Kosten von Muskelsubstanz. Aktives, energiefressendes Muskelgewebe geht verloren, der Anteil an trägem und energiespeicherndem Fettgewebe steigt, relativ gesehen, dagegen an. Dadurch verschlechtern sich aus Stoffwechselsicht wiederum die Chancen für eine gute Verbrennung. Hauptziel beim Schlankwerden und Schlankbleiben muss es deshalb sein, Fettdepots abzubauen und die Muskelmasse zu erhalten bzw. ganz deutlich noch aufzubauen. Ohne gleichzeitiges leichtes Bewegungsprogramm bringt die fettkontrollierte Diät allein also noch keinen optimalen und dauerhaften Erfolg.

So ermitteln Sie Ihren persönlichen Kalorienbedarf

Mit der nachfolgenden Formel können Sie annähernd den Kalorienbedarf errechnen, mit dem Sie Ihr momentanes Gewicht halten. Weniger Kalorieninput bedeutet dabei Abnehmen, und mehr heißt, dass Sie an Pfunden zulegen.

> ▸ 18–30 Jahre: 14,7 x Gewicht + 496 = Grundumsatz
> ▸ 31–60 Jahre: 8,7 x Gewicht + 829 = Grundumsatz

Um den Gesamtbedarf zu ermitteln, multiplizieren Sie den Grundumsatz mit Ihrem Aktivitätsfaktor.

Auch Schlanke bekommen in der Lebensmitte oft plötzliche Gewichtsprobleme. Ihr Grundumsatz sinkt, während die Kalorienzufuhr unvermindert bleibt. Verstärkt wird dieser Effekt noch durch den größeren Hang zu Bequemlichkeit und weniger Bewegung.

▸ *Kopfarbeiter:* Sie sitzen oder stehen meistens, fahren viel Auto, gehen wenig zu Fuß. Sie treiben kaum Sport. Empfohlene Kalorienzufuhr: Grundumsatz x 1,4.

▸ *Gemäßigt aktiv:* Sie laufen viel, fahren Rad und arbeiten im Garten. In der Freizeit spielen Sie Tennis, laufen Ski. Empfohlene Kalorienzufuhr: Grundumsatz x 1,7.

▸ *Sehr aktiv:* Sie arbeiten körperlich, treiben aktiv Sport oder gehen mehr als viermal pro Woche ins Fitnessstudio. Empfohlene Kalorienzufuhr: Grundumsatz x 2,0.

▸ Für Leistungssportler ist diese Überschlagsrechnung nicht genau genug. Für sie gelten zum Teil erheblich höhere Werte.

(Quelle: Empfehlungen für die tägliche Zufuhr,
National Academy Press)

Nur Sport kann ebenso wenig schlank machen, wie eine Diät allein Ihnen noch nicht zur Superfigur verhilft. Erst die Kombination von beidem bringt wirklich den gewünschten Effekt.

Plus Bewegung, minus Essen lautet die Formel für mehr Schlankheit (Grafik: FIT FOR FUN).

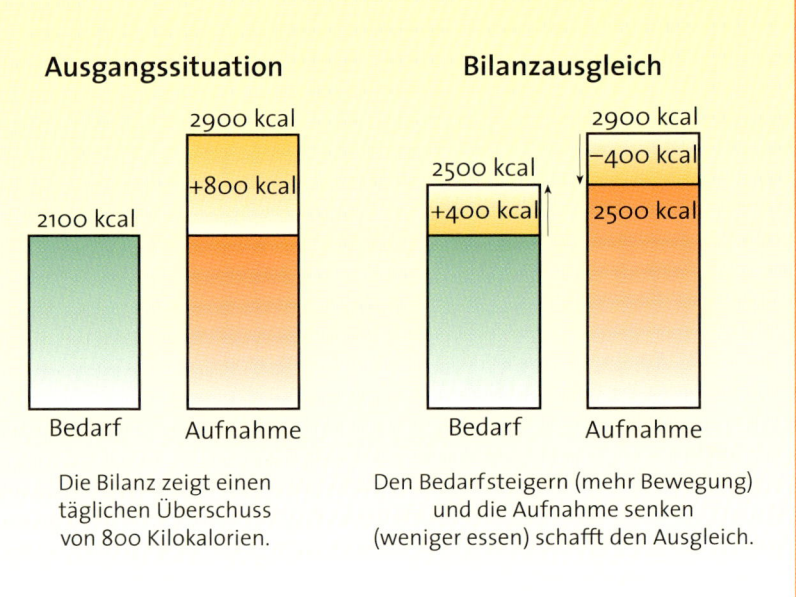

Ausgangssituation

2900 kcal
+800 kcal
2100 kcal

Bedarf · Aufnahme

Die Bilanz zeigt einen täglichen Überschuss von 800 Kilokalorien.

Bilanzausgleich

2900 kcal
−400 kcal
2500 kcal
+400 kcal
2500 kcal

Bedarf · Aufnahme

Den Bedarf steigern (mehr Bewegung) und die Aufnahme senken (weniger essen) schafft den Ausgleich.

Energiebedarf erhöhen statt Kalorien sparen

Was wir essen, müssen wir auch verbrauchen. Wenn die Bilanz nicht stimmt, gibt es zwei Möglichkeiten zum Ausgleich: weniger essen und/oder mehr bewegen.

Das Beispiel in der Grafik links wurde für eine Frau mit Tätigkeit im Sitzen berechnet. Die Aufnahmesäule zeigt zuerst einen Überschuss von 800 Kilokalorien täglich. Macht sie so weiter, nimmt sie zu. Diesen Überschuss kann sie jedoch abbauen, indem sie beim Essen Kalorien spart und aktiver wird. Bewegt sie sich täglich für 45 Minuten (z. B. beim Schwimmen oder Joggen), muss sie beim Essen nur noch 400 Kilokalorien sparen (indem sie z. B. das Stück Sahnetorte zum Nachmittagskaffee weglässt). So kann sie die Bilanz ausgleichen – und hält ihr Gewicht.

Bewegung erspart Rechenkunststücke

Berechnen Sie Ihre Kalorienzufuhr nicht anhand von Tabellen. Tabellenwerte liefern nur Orientierungswerte. Die Rechenbeispiele verdeutlichen aber das Prinzip der Bilanz und geben ein Gefühl für die richtigen Größenordnungen. Ob die Bilanz tatsächlich stimmt, kann nur durch regelmäßige Gewichtskontrollen festgestellt werden. Um zu prüfen, ob Sie sich über Ihrem Energiebedarf ernähren, genügt ein wöchentlicher Blick auf die Waage.

Kurbeln Sie den Umsatz an

Ihre Energiebilanz ist dann ausgeglichen, wenn die Waage über einen längeren Zeitraum hinweg ein konstantes Gewicht zeigt. Bewegt sich der Zeiger jedoch immer weiter nach rechts, nehmen Sie mehr Energie mit der Nahrung auf, als Ihr Körper für Grund- und Leistungsumsatz benötigt. Da hilft nur: weniger (Fett) essen oder mehr bewegen

Es müssen nicht gleich sportliche Höchstleistungen sein – bringen Sie Ihren Alltag in Bewegung! Nehmen Sie die Treppe statt den Aufzug, marschieren Sie zügig, statt zu schlendern, kaufen Sie mit dem Fahrrad statt mit dem Auto ein.

Die besten Haus- und Gartenworkouts

Angegeben ist der mittlere Kilokalorienverbrauch pro 30 Minuten für eine 65 Kilogramm schwere Frau.

Aktivität	Kilokalorien	Aktivität	Kilokalorien
Einkäufe schleppen	260	Rasen mähen	145
Schnee schaufeln	190	Garten sprengen	145
Möbel umstellen	190	Laub rechen	130
Böden schrubben	180	Auffahrt fegen	130
Intensiv staubwischen	145	Einkaufswagen schieben	115
Auto waschen	145	Kochen	80

Als Faustregel gilt: Für leichte Aktivitäten benötigen Sie etwa fünf Kilokalorien, für anstrengendere zehn und mehr Kilokalorien pro Minute.

– am besten beides in der richtigen Kombination. Achten Sie neben der Fettbilanzierung im wöchentlichen Speiseplan auch auf Ihre Aktivbilanz. Je mehr Sie tun, desto mehr Fett werden Sie zusätzlich los. Nicht nur Sport verbrennt Kalorien, auch Hausarbeit zehrt. Verbinden Sie das Angenehme mit dem Nützlichen, indem Sie beim Freizeitsport und im beruflichen Alltag den Energieumsatz ankurbeln.

Schnell mal 100 Kilokalorien verheizen

Wenn Haus- und Gartenarbeit nicht gerade Ihre Hobbys sind, gibt es natürlich noch andere Möglichkeiten, zusätzlich etwas Nahrungsenergie abzutrainieren. Je 100 Kilokalorien verbrauchen Sie mit:

- ▸ 10 Minuten Treppensteigen
- ▸ 10 Minuten Squash
- ▸ 10 bis 15 Minuten Tennis, Joggen, Schwimmen oder Radfahren (langsame bis mittlere Intensität)
- ▸ 10 bis 15 Minuten Inlineskating

- ▸ 15 Minuten Aerobic
- ▸ 20 Minuten Tanzen
- ▸ 20 Minuten Partnermassage
- ▸ 20 Minuten Schlagzeugspielen
- ▸ 25 Minuten Golf
- ▸ 30 Minuten Pfeile auf eine Dartscheibe werfen
- ▸ 30 bis 40 Minuten Musizieren (z. B. Flöte, Saxophon)
- ▸ 60 Minuten Skatspielen
- ▸ 65 Minuten Tippen auf Schreibmaschine oder Computertastatur

Die Angaben sind natürlich nur ungefähre Werte. Der genaue Energieverbrauch hängt von der jeweiligen Intensität bei der Ausübung und natürlich auch vom Gewicht des Betreffenden ab. Beim Treppensteigen und Sport müssen Schwergewichte mehr schleppen als Leichtgewichte. Und verbrauchen deshalb auch etwas mehr Energie.

Prüfen Sie auch mal die Raumtemperatur. Natürlich sollen Sie nicht schlottern in Ihren vier Wänden, aber überheizte Zimmer machen müde, träge und senken den Energieumsatz unseres Körpers.

Gesund essen – Lust statt Frust

Für die meisten Menschen mit Gewichtsproblemen hat Essen eine Bedeutung, die weit über die reine Befriedigung eines Grundbedürfnisses hinausreicht. Es geht nicht darum, einfach nur satt zu werden. Essen steht für Entspannung, Belohnung, es hilft, Aggressionen abzubauen oder der Seele zu schmeicheln. Viele futtern sich ein »dickes Fell« an, um mit dem Stress des Alltags besser fertig zu werden, andere wollen ihrer Persönlichkeit mehr »Gewicht« verleihen, um in Beruf und Familie ernst genommen zu werden.
Sind Sie berufstätig? Dann kennen Sie bestimmt folgende Situation: Den ganzen Tag über im Büro kommen Sie nicht richtig zum Essen. Statt mit den Kollegen und Kolleginnen gemütlich in die Mittags-

pause zu gehen, schieben Sie sich schnell das Sandwich aus dem Supermarkt zwischen die Zähne. Eine Tüte Gummibärchen liegt aufgerissen auf dem Schreibtisch ...

Der Heißhunger nach getaner Arbeit

Berufstätige Singles zählen zu den Gesellschaftsgruppen, die sich schlecht ernähren, insbesondere die Männer unter ihnen. Merkwürdig dabei: Gerade diese Gruppe ist andererseits laut Statistik besonders auf modische Erscheinung und körperliche Fitness bedacht.

Wenn Sie abends nach Hause kommen, haben Sie das Gefühl, Sie hätten den ganzen Tag nichts Richtiges gegessen. Jetzt schreien Körper und Seele nach Nahrung. Schon wird gefuttert, was der Kühlschrank hergibt. Die Werbeblöcke – zur Hauptsendezeit mit Pizza-, Eis- und Süßigkeitenspots gespickt – tun ihr Übriges: Statt Ihren Körper zu befriedigen und ihm die gesunde, gehaltvolle Nahrung zu geben, die er benötigt, versuchen Sie, Ihre Seele zu füttern.

Hunger- und Sättigungssignale werden ignoriert. Statt Fitmachernährstoffen gibt es Fett, Zucker und Salz für die Psyche. Niemand hat Ihnen heute gesagt, wie toll Sie sind? Mit einem dicken Eisbecher können Sie sich selbst belohnen. Ihr Chef hat Sie auflaufen lassen? Mit Chips und Nüssen können Sie einen Teil der aufgestauten Wut abbauen. Die Kollegen waren widerspenstig? Die sanft im Mund schmelzende Schokolade leistet keinen Widerstand. Ihr Liebster/Ihre Liebste hat die Verabredung für den Abend abgesagt? Eine üppig belegte Pizza tröstet über die einsamen Stunden. Und danach? Das Gefühl, dass etwas fehlt, bleibt, und oft führt dieser Zustand gleich zum nächsten Trip in Richtung Kühlschrank, um sich mit einigen Schlemmereien über die Frustration hinwegzutrösten.

Futtern kann nicht die Lösung sein

Gegen diese Art von Ersatzbefriedigung wäre im Prinzip gar nichts einzuwenden, wenn sie sich auf Dauer nicht gegen uns selbst richten würde. Denn dann kommt zu den ungelösten Problemen des Alltags noch der Frust wegen der eigenen Undiszipliniertheit und ihrer Folgen für die Figur hinzu. Also wird alles nur noch schlimmer. Unkontrolliertes Essen kann nicht die Lösung sein.

Wenn Sie nur das essen würden, was Sie wirklich gern essen, hätten Sie vermutlich keine Gewichtsprobleme. Daran sind meistens die nebenbei verspeisten Dinge Schuld, die man sich so einverleibt, weil gerade nichts anderes zur Hand war. Sie befriedigen nicht wirklich, und aus Frust isst man automatisch weiter – auf der stetigen Suche nach wahrem Genuss.

Suchen Sie sich neue Interessen

Halten Sie Ausschau nach Alternativen, mit denen Sie Störungen und Spannungen überwinden können. Sport – vor allem in der Gruppe – oder ein befriedigendes Hobby sorgen für Bestätigung. Musik, ein Spaziergang oder Yoga und ähnliche Techniken sorgen statt Süßigkeiten für Entspannung. Häufige Treffen mit Freunden, ein Sprachkurs, Kinobesuch oder Einkaufsbummel lenken Sie vom wohlgefüllten Kühlschrank ab.

Sorgen Sie für Aktivitäten, verfolgen Sie vielfältige Interessen. Lassen Sie Essen und Nahrungsaufnahme nicht zu wichtig werden. Machen Sie sich bewusst, dass Sie sich auch mit anderen Mitteln Glücksmomente verschaffen können.

Essen wird zur Nebensache

In dem Maß, in dem Sie sich von Ihrer Fixiertheit lösen können, fühlen Sie sich stärker und unabhängiger. Verfallen Sie jetzt nicht in Panik: Sie müssen ja nicht vollständig auf die Lust und den Genuss, die mit dem Essen verbunden sind, verzichten. Nur von Sahnetorte, Pommes frites, Schokolade und anderen Kalorienbomben als Ersatzbefriedigung sollten Sie sich trennen.

> Verbieten Sie sich nicht die Tröstungen aus der Naschkiste, sondern versuchen Sie, sie mit kalorienfreien Belohnungen zu überbieten. Machen Sie sich dazu ruhig einmal eine Liste der Dinge, die Ihnen besonders gut tun und Freude machen.

Essen soll Spaß machen: Gesunde Ernährung ist nicht gleich Frustfutter. Und nicht nach jedem Stückchen Schokolade müssen Sie sich hundeelend fühlen.

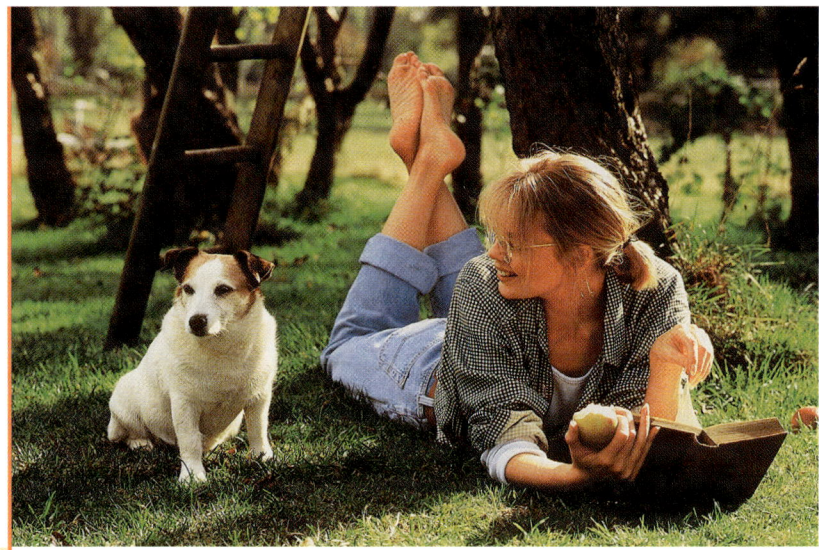

Wer Torten und Schweinebraten liebt, wird es nicht glauben: Sie kommen nach kurzer Zeit wieder auf den Naturgeschmack. Ein knackiger Apfel kann ebenso viel Vergnügen bereiten wie Pralinen.

Fit-Food ist Fun-Food

Gesundes Essen macht nämlich auch Spaß: Wie herrlich kann es sein, eine große Schüssel frischen Salat mit herzhaftem Appetit aufzufuttern! Wie phantastisch schmecken eine reife Tomate oder ein knackiger Apfel, wenn man sie bewusst genießt! Belohnen Sie sich doch mal mit selbst gebackenem Brot statt mit Cremeschnitten oder mit frisch gepflücktem Obst statt mit Fastfood.

Nahrung sollte nämlich für Genuss und Freude sorgen und nicht für Reue, schlechtes Gewissen und Frustration über die eigene Schwäche, wie sie die heimlich verschlungene Sahnetorte auslöst! Lernen Sie wieder, sich an den einfachen Dingen zu freuen. Entdecken Sie die köstliche Abwechslung der Jahreszeiten. Und Sie werden schnell merken, dass Sie immer weniger Lust auf die konfektionierten Seelentröster wie Chips und Pralinen verspüren.

Probier's mal mit Gemütlichkeit

Natürlich würden Sie gern über Nacht schlank werden. Das geht allen so. Deswegen werben viele Diätanbieter und Hersteller von Schlankheitsprodukten mehr oder weniger unlauter mit dem Versprechen vom schnellen Abnehmen. Das funktioniert aber nicht, und wenn jemand das Gegenteil behauptet, glauben Sie ihm nicht. Denn selbst wenn Sie schnelle Erfolge verzeichnen können, sind die meist nicht von langer Dauer. Vergegenwärtigen Sie sich doch mal Folgendes: Sie haben sich Ihre Extraportion Körperfülle auch nicht innerhalb von einer Woche oder einem Monat angefuttert, oder? Sicherlich waren es eher Jahre oder zumindest mehrere Monate. Vielleicht sind es die Pfunde, die Sie nach einer Schwangerschaft nicht wieder losgeworden sind, oder der Sitzbauch von der Schreibtischtätigkeit.

Gut Ding will Weile haben

Im Prinzip sollten Sie sich genauso lang Zeit nehmen, wieder zur alten Form zu finden, wie Sie gebraucht haben, um sie einzubüßen. Dasselbe gilt natürlich erst recht für Menschen, die ihr Leben lang mit ihrer Figur auf Kriegsfuß gestanden haben.

Auf Biegen und Brechen sind keine langfristigen und dauerhaften Erfolge zu verzeichnen. Auch aus gesundheitlicher Sicht empfehlen Ernährungsfachleute, nicht mehr als ein bis zwei Kilogramm pro Monat abzunehmen. Langzeitstudien haben ergeben, dass nur die konsequente Ernährungsumstellung dauerhaften Erfolg bringt. Und was sich über Jahre oder Jahrzehnte eingeschliffen hat, kann nicht innerhalb von wenigen Wochen umgedreht werden. Nicht der absolute – möglichst hohe und unglaublich schnelle – Gewichtsverlust zählt. Es ist viel wichtiger, dass die Erfolge mindestens sechs Mona-

Langsames Abnehmen bekommt auch Ihrer Haut viel besser. Ein radikaler Gewichtsverlust kann Sie um Jahre älter erscheinen lassen, weil die Unterpolsterung der Haut schneller geschrumpft ist, als ihre Elastizität es erlaubt.

te lang gehalten werden können. Schließlich soll das neue Gewicht zum Dauerzustand werden und kein Jo-Jo-Effekt eintreten. Dieses Vorgehen erfordert zwar eine Menge Geduld, ist jedoch der einzige Weg zum langfristigen Erfolg. Wer glaubt, es ohne frühes Erfolgserlebnis nicht zu schaffen, kann auch mit einer Fastenwoche oder einer so genannten Formuladiät einsteigen. Vor dem Hungern sollte allerdings mit dem Hausarzt gesprochen und eindeutig geklärt werden, ob irgendwelche gesundheitlichen Risiken zu befürchten sind oder momentane körperliche Beeinträchtigungen vorliegen. Bitte auch ärztlichen Rat zur Durchführung einer Fastenkur einholen! Betreute Fastenkuren oder Fastenreisen sind ebenfalls eine gute Möglichkeit für den Einstieg in veränderte Ernährungsmöglichkeiten, weil sie für einen Bruch mit dem Alltag sorgen.

Pülverchen für den Einstieg

Einen ähnlichen Effekt gewährleisten Formuladiäten, die mit Brei, Drinks oder Nahrungsergänzungspräparaten arbeiten. Sie ermöglichen es, von den normalen Essgewohnheiten erst einmal wegzukommen und schnell ein paar Pfunde zu verlieren. Schwierig wird es allerdings in dem Augenblick, in dem wieder auf normale Nahrung umgeschwenkt werden muss.

Die liebe Gewohnheit

Das Rauchen nach vielen Jahren aufzugeben, ist verhältnismäßig einfach im Vergleich zu einer dauerhaft gesunden und kontrollierten Ernährungsumstellung. Sie können es nämlich einfach aus dem Leben streichen und bekommen so automatisch Distanz zur ehemals lieben Gewohnheit. Beim Essen ist das allerdings anders: Wir müssen Nahrung zu uns nehmen, um zu leben. Und da Sie nicht ewig fasten oder sich von angerührten Pülverchen ernähren können, sollten Sie

Ähnlich wie bei dem Vorsatz, das Rauchen aufzugeben, scheint auch für eine Diät der richtige Starttermin nie zu kommen. Mit der FIT FOR FUN-Diät ernähren Sie sich so ausgewogen und gesund, dass Sie nicht auf den Urlaub oder eine völlig stressfreie Zeit warten müssen, um den Einstieg zu wagen.

Verführung pur: Gönnen Sie sich ab und zu Ihren süßen Liebling. Kontrolliert sündigen ist besser als irgendwann hemmungslos schlemmen.

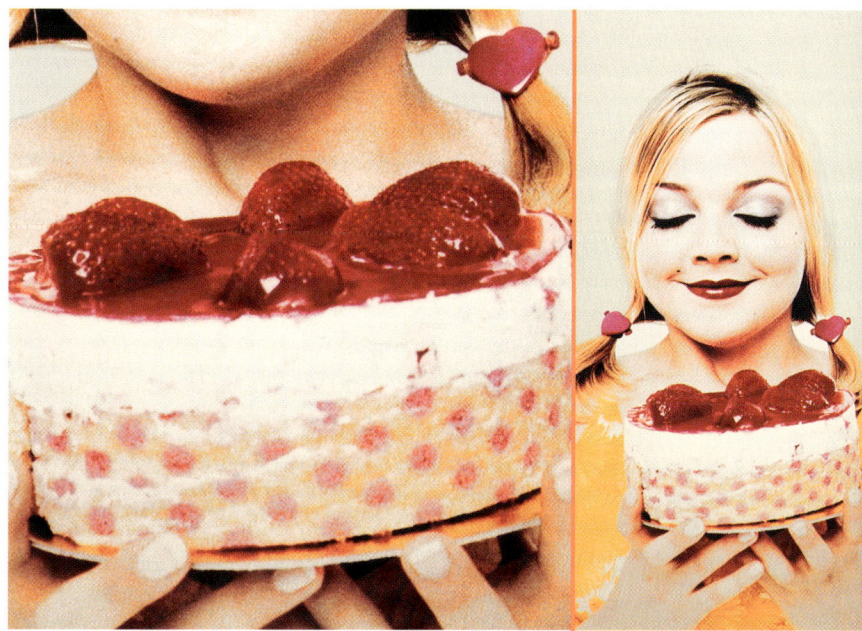

sich darauf einstellen, Ihren Ernährungsstil langfristig umzustellen. Davon, dass das auch mit Genuss und Lust am Essen geht, sollen Sie die Fit- und Fun-Rezepte ab Seite 154 überzeugen.

Mach mal Pause

Kein Mensch kann sich ständig kasteien. Gerade, wenn der Abspeckprozess langfristig angelegt ist, muss man zwischendurch auch mal sündigen dürfen. Schließlich sollen die Lebensfreude und der Spaß am Essen nicht auf der Strecke bleiben.

Gönnen Sie sich deshalb immer mal wieder einen besonderen Genusstag. Dann kommt es durch die leicht erhöhte Kalorienzufuhr auch nicht zu einer unerwünschten Stoffwechselanpassung wie beim konstanten Hungern.

Nehmen Sie sich mehr Zeit für sich selbst. Stellen Sie fest, was Ihnen gut tut, und verwöhnen Sie sich, ohne ein schlechtes Gewissen zu haben.

Manchmal ist es besser, das Diätziel etwas niedriger anzusetzen. Experten empfehlen heute weniger die drastische Gewichtsabnahme, sondern eher das Stabilisieren des individuellen, vernünftigen Wohlfühlgewichts.

Wie Sie Ihr Gewicht richtig bewerten

Pfunde runter,
Lebensqualität rauf!

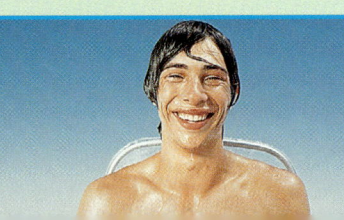

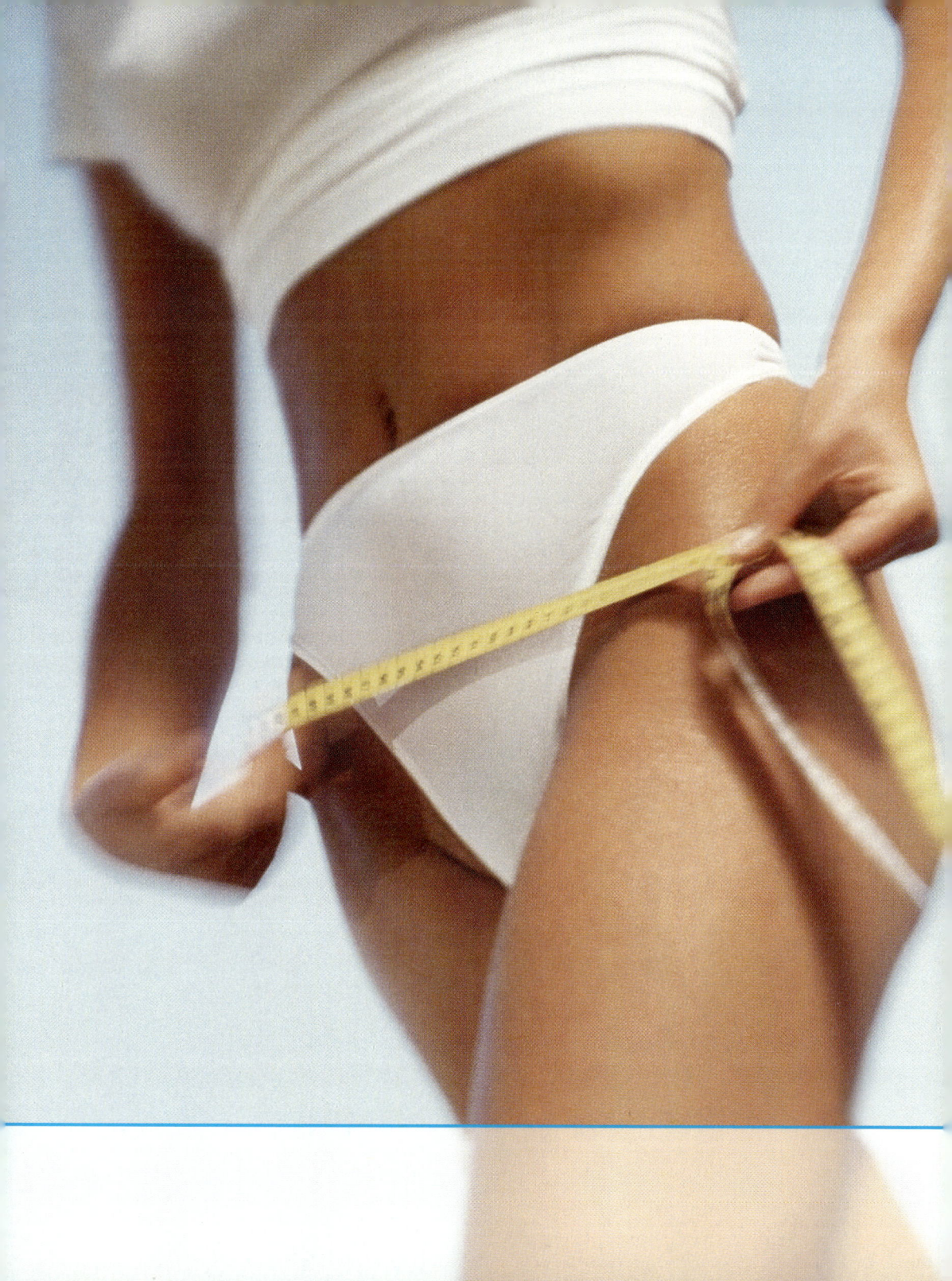

Kein Terror durch die Waage

Wer schon als Kind zu dick war, hat es besonders schwer, dauerhaft Gewicht zu verlieren. Überzählige Fettzellen können zwar schrumpfen, aber sie bilden sich nicht zurück. Bei jedem Zuviel beim Essen werden sie prompt wieder aufgefüllt.

»Ich bin froh, dass ich kein Dicker bin!«, singt Marius Müller-Westernhagen, selbst ziemlich dürr. Unsere Idole sind die ranken jungen Menschen aus der Werbung. Schlanksein steht für Disziplin, Durchsetzungsvermögen und Erfolg. Der amerikanische Psychologe Albert Stunkard hat sogar hochgerechnet, dass mit jedem Pfund Übergewicht das Jahreseinkommen einer Führungskraft um ungefähr 1000 Dollar sinkt. So wird die Waage, eigentlich ein simples Messgerät, im Diätzeitalter zum Folterinstrument für Figurfanatiker.

Täglich wiegen? Lieber nicht! Denn wenn die Pfunde einmal nicht so schnell schwinden wie gewünscht oder das Gewicht sogar stagniert, ist der Frust vorprogrammiert. Nicht selten ist das Wiegeergebnis niederschmetternd. Am Tag vorher war es doch noch ein Kilogramm weniger! Wie kann das denn sein? Oft ist es nur Wasser, das im Körper abgelagert wird. Vielleicht haben Sie am Abend zuvor zu salzig gegessen? Salz bindet nämlich Wasser im Körper. Auch möglich: Frauen neigen vor und während der Menstruation zu vermehrter Wassereinlagerung. Das kann schnell ein, zwei Kilogramm ausmachen! Der beste Tipp: einfach ignorieren.

Messen ist gut – fühlen ist besser

Schlechte Wiegeergebnisse können Schuldgefühle produzieren: Bin ich ein Vielfraß? Meine Diät taugt aber auch gar nichts! Klar sollten Sie sich regelmäßig wiegen. Aber nicht zu oft. Lassen Sie sich nicht von der Waage tyrannisieren! Zudem kommt es nicht nur auf das Gewicht an. Den Anteil der Muskelmasse im Verhältnis zum Fett zu steigern, ist viel entscheidender, als nur abzunehmen. Und Muskeln wiegen mehr als Fett, verbrauchen allerdings auch mehr Energie!

Im Grunde genommen geht es ja gar nicht so sehr um die Pfunde, sondern vielmehr um die richtigen Körperproportionen. Um es noch einmal ganz deutlich zu sagen: Für eine gute Figur können Sie mit Training am meisten erreichen. Die gesunde Ernährung hält die richtigen Nährstoffe für Fitness und Wohlbefinden bereit und bewahrt Sie davor, unnötiges Fett einzulagern. Und was nützen einem die ganzen Richtwerte, Idealmaße und Erfüllungen der Normvorgaben, wenn man sich dabei in seinem Körper nicht wohl fühlt? Machen Sie also Ihr eigenes Wohlbefinden zukünftig zur Richtschnur für Ihr persönliches Ernährungs- und Bewegungsprogramm. Das ist übrigens auch die wichtigste Voraussetzung fürs Durchhalten.

Sind Sie wirklich zu dick?

Die Diktatur des modisch-ästhetischen Idealgewichts hat es allerdings mit sich gebracht, dass oft diejenigen abnehmen wollen, die es gesundheitlich gar nicht nötig haben. Dabei kann ein spartanisch

Alle Berechnungen des Idealgewichts laufen ins Leere, wenn Sie sich nun mal mit fünf Kilogramm mehr einfach besser fühlen. Akzeptieren Sie Ihr persönliches Wohlfühlgewicht, und eifern Sie nicht blindlings Tabellen und Maßvorgaben nach.

Jede Zeit hat ihr eigenes Schönheitsideal. Lassen Sie sich nicht von Modevorgaben beeinflussen – finden Sie Ihr Wohlfühlgewicht.

Auch beim Körpergewicht wechseln die Moden, wie man z. B. auf alten Familienfotos sehen kann. Was heute als schlank gilt, wirkte auf unsere Großeltern kränklich und unterernährt. Wirklich wichtig ist doch, dass man sich in seiner Haut wohl fühlt.

erkämpftes Idealgewicht sogar gesundheitlich nachteiliger sein als ein, zwei Kilogramm »über normal«. Auf dem Weg zum falschen Ideal können einseitige und rigorose Diäten bekanntlich eher schaden als nutzen. Andererseits wächst auch die Front der Diätgegner. Selbstbewusste Mollige versuchen, sich mit ihrem Slogan »Ich bin rund – na und?!« durchzusetzen. Der Verein Dicke e. V. versucht, den Üppigen Selbstbewusstsein und Selbstvertrauen wiederzugeben, und stellt das persönliche Wohlgefühl über den Diätenwahn.

Auf die Schnelle geht gar nichts

Dennoch – das Diktat der Konfektionsgrößen besteht weiter, und Schlankheitsdiäten sind unvermindert Gesprächs- und Lesestoff Nummer eins. Erst recht bei denjenigen, die schon einige Abspeckversuche hinter sich haben. Und gerade die müssten eigentlich klüger sein: Es ist hinlänglich bekannt, dass bei herkömmlichen Diäten das Ausgangsgewicht größtenteils bereits nach sechs Monaten wieder erreicht ist und manchmal sogar überschritten wird; dann ist der so genannte Jo-Jo-Effekt eingetreten. Langzeiterfolge sind leider eher die Ausnahme.

Maßgeschneiderte Methoden

Eine sinnvolle Problemlösungsstrategie muss persönlichkeitsorientiert sein. Weder magersüchtige Dürre noch krankhafte und krank machende Fettmassen sind gefragt. Wo aber liegt die Grenze zur persönlich zufrieden stellenden und medizinisch akzeptablen Bewertung? Wer sollte in den frustrierenden Diättrott lieber erst gar nicht einsteigen, weil Mitläufertum hier eher schadet als nützt? Für wen ist es aber aus gesundheitlichen Gründen ratsam, wirksam abzunehmen, und wie kann er dann das (wieder)erreichte vernünftige Gewicht dauerhaft stabilisieren?

Der gesunde Menschenverstand zählt

Auf jeden Fall ist die Gewichtsfrage individuell zu bewerten und zu lösen. Es ist wohl wichtiger, harmonische Körperproportionen zu erreichen, die auch zum eigenen Typ passen, als irgendwelchen Wiegeergebnissen hinterher zu hungern. Eine Figurberatung, d. h. ein auf die persönlichen Gegebenheiten abgestimmter Ernährungsplan und ein Fitnesstraining, ist in vielen Fällen sicher hilfreicher als eine reine Diätberatung. Angestrebt werden soll ein persönlich und gesundheitlich zufrieden stellendes, also ein harmonisches Körpergewicht. Wichtig ist es, dabei immer den gesunden Menschenverstand einzusetzen. Gerade weil die kollektive Uniformierung der Abmagerungsziele mit der Tendenz zum Diätmissbrauch jeglichen vernünftigen Bestrebungen zuwiderläuft.

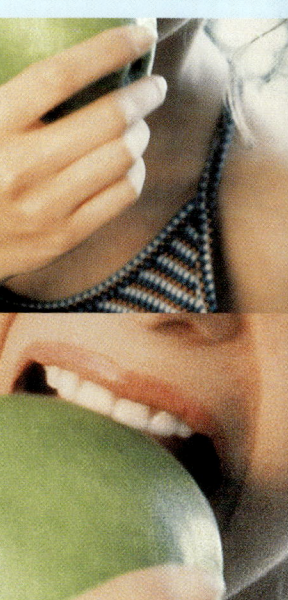

Das Essbedürfnis ist eng an den Selbsterhaltungstrieb geknüpft. Wer über den Wunsch nach Schlanksein ganz die Freude am Essen verliert, hat sicher tiefer gehende Lebensprobleme als nur Übergewicht.

Wenn Abnehmen zum Wahn wird

Der ständige Kampf gegen das Gewicht kann im Extremfall zu schweren Störungen des Essverhaltens führen, wie z. B. zur Magersucht. Die Betroffenen fühlen sich trotz extremem Untergewicht noch zu dick. Sie verteidigen ihr »Idealgewicht« mit Vehemenz, auch dann noch – oder gerade dann –, wenn ihre Umwelt mit Erschrecken und Besorgnis auf das abgemagerte Aussehen und die Essensverweigerung reagiert. Im Fall der Bulimie gipfelt die panische Angst vor Gewichtszunahme in selbst herbeigeführtem Erbrechen nach einem unkontrollierten Fressanfall. Allerdings müssen sich Essstörungen nicht immer auf so dramatische Weise manifestieren.

Den eigenen Maßstab nicht verlieren

Für psychisch labile Persönlichkeiten stellt der Wunsch, dem Schlankheitsideal zu entsprechen, jedoch eine latente Gefahr dar. Zu schmal ist der Grat zwischen einer bewusst kontrollierten Ernährung und

Stoffwechselstörungen sind zwar nur selten die Ursache für Übergewicht – trotzdem sollten Sie sich bei sehr vielen überzähligen Kilogramm vom Arzt gründlich untersuchen lassen, bevor Sie Ihre Ernährung umstellen.

der Entgleisung in eine Essstörung. Beim Thema »Diäten« offenbaren sich die Widersprüche unserer Überflussgesellschaft aufs Deutlichste: Wir leben in einem Schlaraffenland, das uns zum Konsum einer Vielzahl von Genussmitteln verführt. Dieselbe Gesellschaft zelebriert aber auch das Ideal vom schönen, schlanken Menschen.

Am besten findet sich in diesem Spannungsfeld widersprüchlicher Leitbilder zurecht, wer sich seine eigenen, individuell passenden Maßstäbe schafft. Also, lassen Sie sich bloß nicht in die Irre treiben: Schließlich sollen Sie selbst und niemand anderes sich in Ihrer Haut rundum wohl fühlen!

Welche Messmethoden gibt es?

Broca – die Formel für das Mittelmaß

Lange Zeit richtete man sich nach der Formel Körpergröße in Zentimeter minus 100, um sein Normalgewicht in Kilogramm zu ermitteln. Diese Methode, bei der das Gewicht zur Größe ins Verhältnis gesetzt wird, geht auf den französischen Chirurgen Pierre Paul Broca (1824 –1880) zurück und galt bis weit in die 1980er Jahre als das Maß aller Dinge schlechthin.

Für das Idealgewicht hatten Frauen nochmals 15 Prozent, Männer zehn Prozent abzuziehen. Mit diesem Körpergewicht sollten sie nach Erhebungen von Lebensversicherungen gesundheitlich die besten Voraussetzungen mitbringen. Doch wem es nicht in die Wiege gelegt ist, dieses so genannte Idealgewicht mühelos zu halten, bezahlt den Versuch, es zu erreichen, oft mit Misserfolgen und Frustration. Dies untergräbt auf Dauer die Selbstachtung.

Zudem fand man heraus, dass starke Gewichtsschwankungen über lange Zeit – also die Folge von vielen Diäten und anschließender Wiederzunahme – gesundheitlich wesentlich belastender sind als ein ständiges leichtes Übergewicht.

Entlastung für viele – das Wohlfühlgewicht

Diätstress und Schlankheitswahn riefen Ärzte und Ernährungsberater bald auf den Plan, und so wird heute das so genannte Wohlfühlgewicht propagiert. Es liegt etwa im Bereich von plus/minus zehn Prozent um das Normalgewicht nach Broca herum und bezeichnet die Körperfülle, bei der sich ein Mensch individuell wohl fühlt, sich attraktiv findet und dabei fit und gesund ist.

Werte stimmen nur für Durchschnittsgrößen

Es gibt weitere Gründe, warum die Broca-Formel heute nicht mehr aktuell ist: Sie greift zwar im Durchschnittsbereich, erfasst jedoch die menschlichen Extreme nicht. Für die »Normalen« liefert sie brauchbare Ergebnisse, aber nicht für einige Ausnahmefälle. Besonders klei-

Ein schlanker, sportlicher Typ kann durchaus schwerer sein als ein gleichgroßer molliger. Das liegt nicht an den viel zitierten schweren Knochen, sondern daran, dass Muskelmasse mehr wiegt als Fettpolster.

Eltern sollten ihren Kleinen unbedingt vernünftige Ernährungsformen vorleben.

Bodymass-Index für genaue Werte

Den verschieden ausgeprägten Menschentypen wird da schon eher der in den USA entwickelte Bodymass-Index (BMI) gerecht. Er ist zwar nicht so leicht zu berechnen wie die Broca-Formel, liefert jedoch Ergebnisse, die auf alle Erwachsenen zutreffen.

So errechnen Sie Ihren Bodymass-Index

$$\frac{\text{Körpergewicht in Kilogramm}}{\text{Körpergröße in Meter x Körpergröße in Meter}}$$

Beispiel: Ein Mann ist 1,86 Meter groß und wiegt 78 Kilogramm. Sein BMI errechnet sich folgendermaßen:

$$\frac{78}{1,86 \times 1,86} = \frac{78}{3,46} = 22,5$$

Damit liegt sein BMI in der Mitte des Toleranzbereichs, der als gesundheitlich optimal gilt. Wer nicht rechnen will, kann sein Ergebnis auch einfach in der Tabelle (siehe Seite 58f.) ablesen. Alles im grünen Bereich? Dann herzlichen Glückwunsch!

Kinder werden von der BMI-Tabelle nicht erfasst. Übergewichtige Kinder dürfen keine rigorose Diät machen, sondern sollten besser mit viel Liebe und Geduld auf eine ausgewogenere Ernährung umgestellt werden. Ganz wichtig ist dabei die familiäre Unterstützung.

ne Menschen (Erwachsene, die nicht größer als 1,50 Meter sind) sollen eher etwas weniger wiegen als nach der Broca-Formel. Große Menschen (über 1,90 Meter) sollten vom Normalgewicht nach Broca ebenfalls fünf bis zehn Prozent abziehen. Auch bei besonders muskulösen Leistungssportlern versagt die Allzweckformel früherer Zeiten. Mit ihren überdurchschnittlich ausgeprägten Muskeln können sie weit mehr Kilogramm auf die Waage bringen, als nach Broca empfehlenswert ist. Überflüssiges Fett wird man bei ihnen trotzdem vergeblich suchen.

Es gibt ein wenig Spielraum

Hoch lebe das gesunde Mittelmaß: Bei einem Gewichtsbereich von zehn Prozent über oder unter dem Broca-Normalgewicht oder einem Bodymass-Index von 20 bis 25 können Sie es sich gut gehen lassen und sollten sich nicht kasteien. Auch das Alter spielt eine Rolle bei der Beurteilung des BMI. Jüngere Menschen sollten sich eher in der unteren Hälfte des optimalen BMI-Bereichs befinden (also bei 20 bis 22), während Senioren einen größeren Spielraum zugestanden bekommen (24 bis 28).

Die Langzeitbehandlung von Fettsucht (bei einem BMI von 30 und mehr) dauert in der Regel sechs bis zwölf Monate und erfordert die intensive Zusammenarbeit von Arzt, Psychologen, Ernährungsberater und Physio- bzw. Sporttherapeuten. Kurzfristige Diäterfolge helfen hier überhaupt nicht.

Maß halten mit den Maßen – egal, für welche Messmethode Sie sich entscheiden. Wer in Sachen Gewicht zu sehr in Schubladendenken verfällt, wird wohl kaum an sein Ziel kommen.

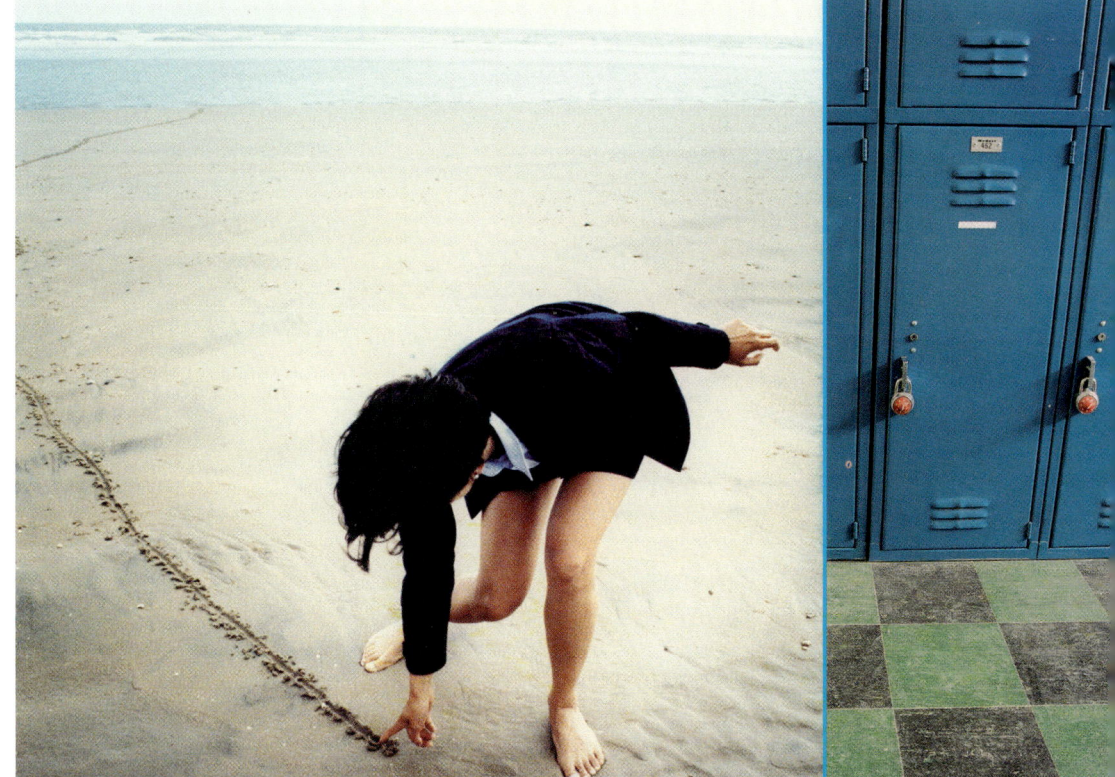

Bestimmen Sie Ihren BMI-Wert

Größe in Meter

Gewicht in kg	1,56	1,60	1,64	1,68	1,72	1,76	1,80	1,84	1,88	1,92	1,96	2,00
110	45	43	41	39	37	36	34	33	31	30	29	28
109	45	43	41	39	37	35	34	32	31	30	28	27
108	44	42	40	38	37	35	33	32	31	29	28	27
107	44	42	40	38	36	35	33	32	30	29	28	27
106	43	41	39	38	36	34	33	31	30	29	28	27
105	43	41	39	37	35	34	32	31	30	28	27	26
104	43	41	39	37	35	34	32	31	29	28	27	26
103	42	40	38	36	35	33	32	30	29	28	27	26
102	42	40	38	36	34	33	31	30	29	28	27	26
101	42	39	38	36	34	33	31	30	29	27	26	25
100	41	39	37	35	34	32	31	30	28	27	26	25
99	41	39	37	35	33	32	31	29	28	27	26	25
98	40	38	36	35	33	32	30	29	28	27	26	25
97	40	38	36	34	33	31	30	29	27	26	25	24
96	39	37	36	34	32	31	30	28	27	26	25	24
95	39	37	35	34	32	31	29	28	27	26	25	24
94	39	37	35	33	32	30	29	28	27	25	24	24
93	38	36	35	33	31	30	29	27	26	25	24	23
92	38	36	34	33	31	30	28	27	26	25	24	23
91	37	36	34	32	31	29	28	27	26	25	24	23
90	37	35	33	32	30	29	28	27	25	24	23	23
89	37	35	33	32	30	29	27	26	25	24	23	22
88	36	34	33	31	30	28	27	26	25	24	23	22
87	36	34	32	31	30	28	27	26	25	24	23	22
86	35	34	32	30	29	28	27	25	24	23	22	22
85	35	33	32	30	29	27	26	25	24	23	22	21
84	35	33	31	30	28	27	26	25	24	23	22	21
83	34	32	31	29	28	27	26	25	24	23	22	21
82	34	32	30	29	28	26	25	24	23	22	21	21
81	33	32	30	29	27	26	25	24	23	22	21	20
80	33	31	30	28	27	26	25	24	23	22	21	20
79	32	31	29	28	27	26	24	23	22	21	21	20
78	32	30	29	28	26	25	24	23	22	21	20	20

Bestimmen Sie Ihren BMI-Wert

Gewicht in kg	Größe in Meter											
	1,56	1,60	1,64	1,68	1,72	1,76	1,80	1,84	1,88	1,92	1,96	2,00
77	32	30	29	27	26	25	24	23	22	21	20	19
76	31	30	28	27	26	25	23	22	22	21	20	19
75	31	29	28	27	25	24	23	22	21	20	20	19
74	30	29	28	26	25	24	23	22	21	20	19	19
73	30	29	27	26	25	24	23	22	21	20	19	18
72	30	28	27	26	24	23	22	21	20	20	19	18
71	29	28	26	25	24	23	22	21	20	19	18	18
70	29	27	26	25	24	23	22	21	20	19	18	18
69	28	27	26	24	23	22	21	20	20	19	18	17
68	28	27	25	24	23	22	21	20	19	18	18	17
67	28	26	25	24	23	22	21	20	19	18	17	17
66	27	26	25	23	22	21	20	19	19	18	17	17
65	27	25	24	23	22	21	20	19	18	18	17	16
64	26	25	24	23	22	21	20	19	18	17	17	16
63	26	25	23	22	21	20	19	19	18	17	16	16
62	25	24	23	22	21	20	19	18	18	17	16	16
61	25	24	23	22	21	20	19	18	17	17	16	15
60	25	23	22	21	20	19	19	18	17	16	16	15
59	24	23	22	21	20	19	18	17	17	16	15	15
58	24	23	22	21	20	19	18	17	16	16	15	15
57	23	22	21	20	19	18	18	17	16	15	15	14
56	23	22	21	20	19	18	17	17	16	15	15	14
55	23	21	20	19	19	18	17	16	16	15	14	14
54	22	21	20	19	18	17	17	16	15	15	14	14
53	22	21	20	19	18	17	16	16	15	14	14	13
52	21	20	19	18	18	17	16	15	15	14	14	13
51	21	20	19	18	17	16	16	15	14	14	13	13
50	21	20	19	18	17	16	15	15	14	14	13	13

Extremes Übergewicht: Dringend abnehmen!

Starkes Übergewicht: Abnehmen wäre ratsam!

Leichtes Übergewicht: Aufgepasst!

Normalgewicht: Freuen Sie sich! So soll es sein.

Untergewicht: Achtung! Bei weniger als 18: Zunehmen!

Auch eine Unterfunktion der Schilddrüse kann daran schuld sein, wenn Sie schleichend zunehmen und sich träge und abgespannt fühlen. Eine Blutuntersuchung beim Arzt kann zeigen, ob die Hormonwerte stimmen.

So lesen Sie die BMI-Werte

▶ **Unter 18** Achtung: Sie wiegen viel zu wenig! Sie sind stark untergewichtig. Es könnte eine Tendenz zur Magersucht vorliegen. Am besten, Sie konsultieren einen Arzt, mit dem Sie Ihr Körpergewicht und den aktuellen Gesundheitszustand genau besprechen können.

▶ **18 bis 20** Sie sind an der unteren Grenze. Wenn Sie sich wohl fühlen und gesundheitlich alles in Ordnung ist, ist Ihr Gewicht jedoch durchaus noch akzeptabel. Weniger sollte es allerdings nicht mehr werden.

▶ **20 bis 25** Ihr Gewicht liegt voll im grünen Bereich. Sie dürfen bleiben, wie Sie sind.

▶ **25 bis 30** Leichtes bis mittleres Übergewicht. Wenn keine gesundheitlichen Probleme bestehen, ist das Zuviel noch tolerabel. Liegen allerdings bei Ihnen gesundheitliche Störungen wie Diabetes mellitus, Gicht, Bluthochdruck oder erhöhte Cholesterinwerte vor, ist Abspecken empfehlenswert. Auch Probleme mit der Wirbelsäule und den Gelenken können durch Gewichtsabnahme vermindert werden. Empfehlenswert: fettreduzierte Diät und körperliche Aktivität, verbunden mit Gruppenverhaltenstherapie.

▶ **30 bis 40** Sie müssen schon aus gesundheitlichen Gründen abnehmen, ganz abgesehen davon, dass Sie sich in Ihrer Haut wahrscheinlich ohnehin nicht sehr wohl fühlen! Sie belasten Ihren Stoffwechsel, Ihren Kreislauf und Ihr Knochengerüst weit über Gebühr. Bei so hohen BMI-Werten empfehlen Mediziner eine konsequente Diät, eventuell mit Formulaprodukten (siehe Seite 46), und viel körperliche Bewegung, kombiniert mit einem Verhaltenstraining. Nach ärztlicher Absprache kommt auch medikamentöse Unterstützung infrage.

▶ **Über 40** Sollte Ihr BMI so hoch liegen, benötigen Sie eine individuelle, ärztlich betreute Therapie. Möglichkeiten sind: ambulante Behandlung, eventuell chirurgische Eingriffe, das Einsetzen eines Magenballons, Diätschulung und Anleitung zur intensiven Bewegung.

Kleine Zwischenziele setzen

Egal, wie viel Sie zu hoch liegen, setzen Sie sich auf jeden Fall erreichbare Zwischenziele, um das Durchhaltevermögen zu stabilisieren und nicht schon nach kurzer Zeit frustriert zu sein. So muss bei einem BMI von 30 nicht unbedingt auf die Schnelle ein Wert von 25 oder weniger erreicht werden. Peilen Sie als leichter realisierbares Zwischenziel zunächst einen Gewichtsverlust in der Größenordnung von zwei BMI-Einheiten an. Eine Abnahme in dieser Größenordnung entspricht bei einem stark Übergewichtigen etwa fünf bis sieben Kilogramm weniger auf der Waage. Und dieses Ergebnis sollte dann erst einmal über einen Zeitraum von mindestens sechs Monaten hinweg gehalten werden, bevor es mit der Gewichtsreduzierung weitergeht. Jedes Pfund Übergewicht, das Sie langsam abgenommen haben, ist ein Erfolg auf Dauer. Schnell runtergehungerte Pfunde sind auch schnell wieder drauf.

Pfunde sind nicht das Maß aller Dinge

Die bisher vorgestellten Methoden zur Feststellung des Ernährungszustands beziehen sich allein auf das Körpergewicht. Wie schon im Zusammenhang mit der Broca-Formel erwähnt, sind die ermittelten Werte bei extrem durchtrainierten Menschen unter Umständen nicht mehr uneingeschränkt zutreffend. Denn Muskeln sind wesentlich schwerer als Fettgewebe, können also das Gewicht eines Menschen steigen lassen, ohne dass er dadurch dicker würde. Die Waage würde also einen muskulösen Athleten als Moppel entlarven, das bloße Auge hingegen würde denselben Menschen als besonders sportlich und kräftig einstufen.

Messen Sie den Erfolg Ihrer Diät lieber an Ihrem Wohlbefinden und Aussehen, anstatt sich zu sehr auf den Zeiger der Waage zu konzentrieren.

Zu fett trotz Idealgewicht?

Dasselbe gilt im umgekehrten Fall: Eine Frau, die endlich nach vielen Diäten ihr ersehntes Idealgewicht erreicht hat, sieht sich auf der Waage am Ziel ihrer Träume angelangt. Das Spiegelbild liefert ihr jedoch trotzdem ein unbefriedigendes Ergebnis: An den Armen hängt schlaffes Hautgewebe herunter, an den Beinen ist trotz der enormen Gewichtsabnahme Zellulite festzustellen. Auch der Bauch ist nicht so flach wie erhofft und von Schwangerschaftsstreifen gezeichnet. Was ist geschehen? Womöglich ging die Gewichtsabnahme zulasten der Muskelmasse, und das Verhältnis zwischen aktivem (Muskeln) und passivem Körpergewebe (Fett) hat sich ungünstig verschoben. Die Frau wiegt jetzt zwar wesentlich weniger als vorher, ist jedoch nicht so schlank und fit wie angestrebt. Denn das strapazierte Hautgewebe wurde während der Schlankheitskuren nicht ausreichend unterstützt, und der Körper hatte keine Möglichkeit, Fettgewebe in Muskeln umzuwandeln.

Hadern Sie nicht mit jedem Gramm Fett am Körper. Gerade etwas ältere Frauen sollten nicht rigoros das Fettgewebe der Unterhaut weghungern. Ein eingefallenes Gesicht und frühzeitige Faltenbildung sind sicher keine kleinere Kleidergröße wert.

Auf die Mischung kommt es an

Wer es also noch genauer wissen will, sollte seinen persönlichen Körperfettanteil ermitteln. Dieser Wert sagt nämlich über die tatsächliche Fitness und das Verhältnis von Muskel- und Fettgewebe viel mehr aus als die Gewichtsergebnisse in Gesamtkilogramm, die eine Waage liefern kann.

Aktives Gewebe verbrennt mehr Kalorien

Außerdem spielt die Körperzusammensetzung auch eine wichtige Rolle beim Abnehmen: Aktive Muskeln verbrennen Kalorien, passives Fettgewebe speichert Kalorien. Bauen Sie also lieber mehr stoffwechselaktive Muskulatur auf, anstatt Problemzonen weghungern zu wollen. Wie gesagt, den Erfolg kann man nur begrenzt mit der Waage

Gesunde Körperfettwerte

Im Folgenden ist die Relation zwischen Körperfettgehalt und Gesund-
heitsrisiken dargestellt. Die erste Zeile weist jeweils den BMI aus, die
weiteren Zeilen zeigen den Körperfettanteil in Prozent. Checken Sie,
ob Ihre Werte gesund sind.

Erwachsene Frauen

Alter	Erhöhtes Risiko BMI < 18,5	Gesund BMI 18,5–24,9	Erhöhtes Risiko BMI 25,0–29,9
20–39	< 21 %	21–32 %	33–38 %
40–59	< 23 %	23–33 %	34–39 %
60–79	< 24 %	24–35 %	36–41 %

Erwachsene Männer

Alter	Erhöhtes Risiko BMI < 18,5	Gesund BMI 18,5–24,9	Erhöhtes Risiko BMI 25,0–29,9
20–39	< 8 %	8–19 %	20–24 %
40–59	< 11 %	11–21 %	22–27 %
60–79	< 13 %	13–24 %	25–29 %

(Quelle: National Institute of Health/World Health Organization)

messen, aber ein Blick in den Spiegel zeigt, dass sportliches Training
in Kombination mit der richtigen Fitnessernährung im Gegensatz
zum bloßen Diäthalten im wahrsten Sinn des Wortes eine dauerhaft
gute Figur macht.

Straffe Muskeln kontra schlaffe Polster

An Körpergröße und -bau können Sie nicht viel verändern, wohl aber
an Ihrer Körperzusammensetzung. Durch Sport steigt der Anteil an
fettfreier Muskelmasse. Eine amerikanische Studie zeigt, dass Frauen

Achten Sie auf gut trainierte Bauchmuskeln. Das kommt nicht nur Ihrer Figur zugute. Eine straffe Bauchdecke gibt auch Ihrem Rücken Halt.

und Männer mittleren Alters durchschnittlich einen sehr hohen Anteil an Körperfett aufweisen. Gesund ist bei Frauen ein Anteil von durchschnittlich 25 Prozent. Bei Männern liegt er niedriger und sollte etwa 20 Prozent nicht überschreiten.

Die Körperfettmessung

Doch woher weiß ich, wie hoch mein Körperfettanteil ist? Fünf Verfahren können eine mehr oder weniger genaue Antwort geben. Zunächst kann man über die Messung der so genannten Hautfaltendicke Rückschlüsse auf die Körperzusammensetzung ziehen, denn 50 bis 70 Prozent des Körperfetts werden im Unterhautfettgewebe gespeichert. Der einfache Kneiftest eignet sich für den Hausgebrauch, liefert allerdings nur grobe Werte: Heben Sie selbstkritisch zwischen Daumen und Zeigefinger die Hautfalte am Bauch oder Oberarm ab, und messen Sie die Dicke, z. B. mit einem Zentimetermaß oder Lineal. Diese Speckschicht sollte am Bauch zwei bis drei Zentimeter, am Arm einen Zentimeter nicht überschreiten. Wer bei Rettungsringen in die Vollen langt, braucht wohl keine weitere Entscheidungshilfe dafür, dass nun Mäßigung beim Essen und Abschied vom Müßiggang angesagt sind.

Hormonelle Schwankungen und der Verdauungsrhythmus führen zu ständigen leichten Gewichtsänderungen. Wer dieses Auf und Ab täglich auf der Waage kontrolliert, kann dadurch ganz schön entmutigt werden.

Gut gekniffen ist halb gemessen

Etwas professioneller bestimmt man die Hautfaltendicke mit einem Caliper, einer Art Kneifzange. Die Haut und das Unterhautfettgewebe werden an der jeweiligen Messstelle, z. B. an Bauch, Oberarm oder Oberschenkel, von der darunter liegenden Muskulatur abgehoben, indem man mit festem Griff (wie beim Kneiftest) zwischen Daumen und Zeigefinger eine Hautfalte bildet, deren Dicke dann mit Hilfe der Calipermesszange bestimmt wird.

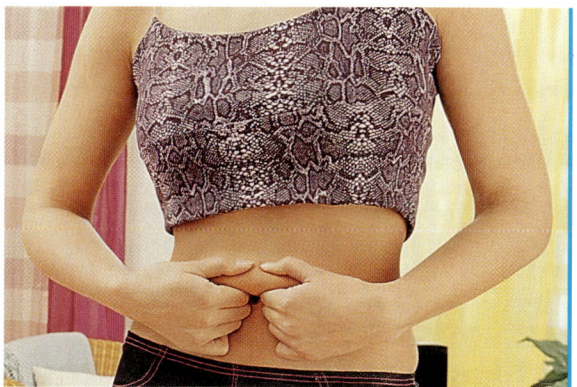

Es darf ein bisschen mehr sein! Bevor Sie sich mit vermeintlichem Übergewicht verrückt machen, sollten Sie lieber einen Experten messen lassen, wie viel tatsächlich zu viel ist.

Bei dieser Methode besteht eine Reihe von Fehlerquellen. Eine professionelle Messung können Sie vom Sportarzt oder einem erfahrenen Ernährungsberater vornehmen lassen.

Mit Hightech gegen Pölsterchen

In Mode gekommen sind in den letzten Jahren kombinierte Waagen/Fettmessgeräte für den Hausgebrauch. Nach dem Bioimpedanzverfahren messen die meisten dieser Instrumente den Körperwiderstand auf ein nicht spürbares elektrisches Signal und ermitteln so den Fettanteil. Ein FIT FOR FUN-Test unter marktüblichen Fettwaagen führte zu recht unterschiedlichen Ergebnissen bei ein und derselben Person. Um den absoluten Fettwert festzustellen, sollte man also möglichst eine professionelle Vergleichsmessung durchführen lassen – und die Heimwaage eher zur Kontrolle des Trainingserfolgs einsetzen. Nach drei Monaten Ausdauertraining sollte sich ein reduzierter Fettwert ablesen lassen. Genau wie bei der herkömmlichen Waage gilt auch bei den Fettmessern: kein täglicher Wiegeterror! Eine tägliche Fettanalyse ist noch unsinniger als die tägliche Gewichtskontrolle. Einmal pro Monat ist das vernünftige Maß.

Sinn macht die Fettmessung vor allem dann, wenn Sie sich nach längerer Diätanstrengung ein Erfolgserlebnis gönnen wollen. Dann zeigt sich, ob Sie wirklich Fett losgeworden sind.

Eines ist klar: Es gibt weder
Wunderdiäten noch schlank machende
Zaubermittel. Aber: Abnehmen
bedeutet nicht zwangsläufig hungern.
Und mit FIT FOR FUN schmeckt
Schlankwerden richtig gut.

Das Konzept der
FIT FOR FUN-Diät

Macht schlank,
nicht dick!

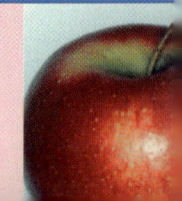

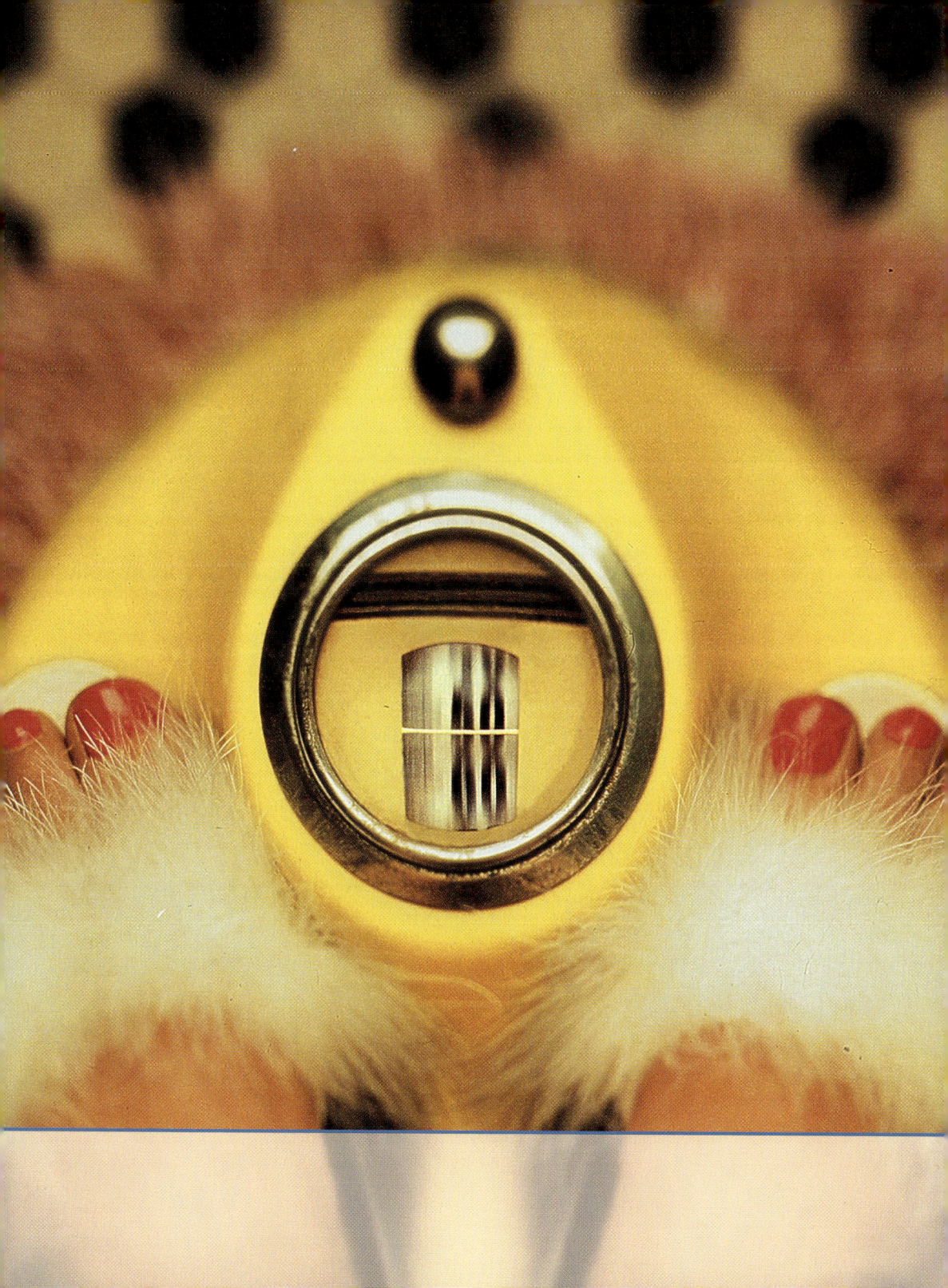

FIT FOR FUN –
schlank mit Genuss

Bei mehr als 300 Diäten auf dem Schlankheitsmarkt erschöpft sich die Phantasie der Erfinder mittlerweile meistens in der Namensgebung. Dennoch versucht man mit immer neuen Verkaufsideen, die Aufmerksamkeit der Abnehmwilligen auf sich zu ziehen, sei es mit dem appetitzügelnden Schnupperstick, der Blutgruppendiät oder der Seife zum Schlankwaschen.

Pfunde loswerden kann man mehr oder weniger mit jeder Diät – notfalls sogar mit Bonbons –, aber schlank bleiben, das klappt fast nie. Abspecken auf Zeit – mehr ist bei so genannten Mode- und Crashdiäten nicht drin. Erfolglose Diätversuche münden jedoch bekanntlich im so genannten Jo-Jo-Effekt: abnehmen, zunehmen, abnehmen und wieder zunehmen. Und das Ganze oft sogar noch mit Schuldzinsen: Fünf Jahre nach dem Abnehmversuch wiegen die Diätgeschädigten im Durchschnitt mehr als zuvor.

Warum Abnehmen häufig so schwer ist

Der Großteil der Diätprogramme ist einfach falsch konzipiert und geht schlicht an den Verhaltens- und Stoffwechselrealitäten vorbei. Damit werden überhöhte Erwartungen produziert. In diesem Zusammenhang spricht der Ernährungspsychologe Prof. Dr. Volker Pudel »vom Denkfehler im Schlaraffenland«. Fünf Kilogramm in sieben Tagen: Solch unrealistische Behauptungen locken immer wieder gutgläubige Kunden in die Falle. Der Dauererfolg gehört dagegen so gut wie nie zum Diätversprechen.

Die beste Diät ist dagegen eine, die man ein Leben lang durchhalten kann. Damit ist gemeint, dass schon während des Abnehmens gelernt werden muss, solche Lebensmittel und Speisen zu bevorzugen, die schlank machen und die man auch auf Dauer gern isst. Das neue Essverhalten soll schließlich zur guten Gewohnheit werden. Statt simpler FdH-Strategie muss ein gut durchdachtes Programm her. Falls Sie schon häufiger erfolglos versucht haben abzunehmen oder noch mit einem anderen Diätprogramm liebäugeln sollten, stellen Sie diese Diäten doch einmal auf den Prüfstand (siehe Diätcheck auf Seite 71).

Warum viele Diäten einfach nicht funktionieren

Die Gründe für das Scheitern liegen gleichermaßen auf der seelischen wie auf der körperlichen Ebene. Zudem werden die meisten Diätkuren den Erfordernissen des Alltags nicht gerecht. Sie sind einfach nicht wirklich durchführbar. Hinzu kommt, dass besonders strenge Diäten zwangsläufig mit einem Mangel verbunden sind. Und zwar mit einem Mangel an:

▸ Lebenswichtigen Vitaminen, Mineralstoffen, Ballaststoffen und Kohlenhydraten
▸ Genuss und Lebensfreude
▸ Erfolgserlebnissen

Fehlen Vitamine und Mineralstoffe, können Körper, Geist und Seele nicht auf vollen Touren laufen. Die Folge sind Schwächegefühle, Unzufriedenheit und unbestimmte Hungergefühle. Enthält die Nahrung zu wenig Ballaststoffe, wird das gesamte Verdauungssystem beeinträchtigt. Der Stoffwechsel wird langsam und träge. Schlechte Voraussetzungen, um dem Körper ein Startsignal zu mehr Aktivität und Power zu geben.

Auch ausgewogene Diäten sind oft nicht praktikabel, weil sie einen in ihr starres Tagesschema zwingen. Dann mag man dieses nicht, kann jenes gerade nicht einkaufen – und gibt schnell auf.

Vitamine, Mineralstoffe, Spurenelemente, Aminosäuren und Ballast-stoffe aktivieren den Stoffwechsel. Bei Kohlenhydratmangel sind schlechte Laune und Konzentrationsverlust biochemisch vorpro-grammiert, weil dadurch die Bildung des Gute-Laune-Hormons Sero-tonin im Gehirn herabgesetzt wird. Kohlenhydrate, lang fälschli-cherweise als Dickmacher angeprangert, sollten gerade in einem Diätplan eine wesentliche Rolle spielen. Aber natürlich weniger in Form von Süßigkeiten, sondern als Vollkornprodukte, Kartoffeln, Hülsenfrüchte, Gemüse und Obst.

Rigorose Diäten behindern sogar eine kontinuierliche Gewichtsabnahme. Der durch den Nah-rungsentzug ge-schwächte Körper schaltet auf Spar-flamme, und für Sport ist erst recht keine Energie mehr vorhanden.

Hungern macht schlechte Laune

Man darf auch die seelischen Konsequenzen jahrelanger Abnehm-versuche nicht unterschätzen. Misserfolge und Frustration können sogar bis zu schweren Depressionen führen. Und bei vielen Diäten ist der Misserfolg bereits vorbestimmt: Mit einer rigiden Kalorien-verknappung setzen wir unseren Körper unter Stress. Der kann nicht unterscheiden, ob er eine Hungersnot oder eine freiwillige Diät durch-lebt. So reagiert er mit seinem Überlebensprogramm und passt den Stoffwechsel der veränderten (Mangel-)Situation an. Die Folge: Der Stoffwechsel schaltet auf Sparflamme.

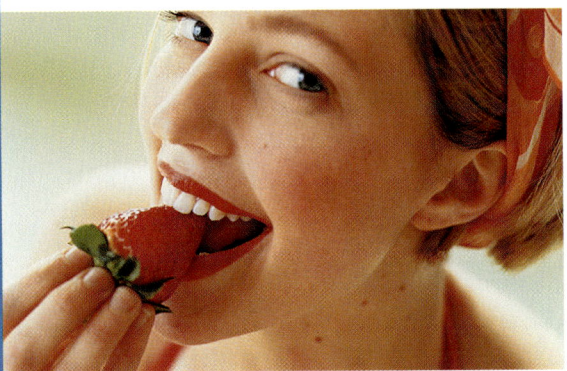

Gerade bei Obst und Gemüse darf man sich nach Herzenslust satt essen.

Der Diätcheck

Meine Diät ist …

	ja	nein
▶ realistisch. Das Abnehmziel ist maßvoll gesteckt. Nicht mehr als ein bis zwei Kilogramm im Monat.	☐	☐
▶ stoffwechselphysiologisch sinnvoll. Statt pauschaler Kalorienzählerei und Kohlenhydratverteufelung wird vor allem auf den Fettverzehr geachtet.	☐	☐
▶ flexibel. Es gibt keine rigide Kontrolle oder strenge Verbote. Wenn ich mal sündige, ist das nicht so schlimm.	☐	☐
▶ alltagstauglich. Komplizierte Trennvorschriften, exotische Lebensmittel und Zutaten sowie aufwändige Zubereitungen entfallen.	☐	☐
▶ gesundheitlich sicher. Mangelerscheinungen sind durch genügend und hochwertige Nahrung ausgeschlossen. Es werden mindestens 1500 Kilokalorien pro Tag und viele vitamin- und mineralstoffreiche Lebensmittel angeboten.	☐	☐
▶ vereinbar mit sportlichen Aktivitäten. Die Muskelzellen werden mit allen notwendigen Fitmachern wie Getreide, Obst, Gemüse, Fleisch, Fisch und fettarmen Milchprodukten optimal versorgt.	☐	☐
▶ leicht durchzuhalten, d. h., sie sättigt gut, macht Spaß, bietet viel Abwechslung und Genuss.	☐	☐

Vor dem Kalorien-countdown das große Kopfzerbrechen: Ist meine Abspeckkur die Richtige? Der Diätcheck kann Ihnen die nötige Klarheit bringen.

Auswertung

Jedes Nein sollte Sie nachdenklich stimmen. Bei bereits zwei Nein-Antworten sollten Sie die Diät lieber links liegen lassen. Sie kann aus ernährungswissenschaftlicher und psychologischer Sicht nicht empfohlen werden. Nur wenn alle Anforderungen erfüllt sind, bietet ein Programm die optimale Voraussetzung für einen Langzeiterfolg – den einzigen Erfolg, der zählt. Selbstverständlich treffen alle aufgeführten Punkte auf die FIT FOR FUN-Diät zu.

Der Kampf gegen das Sparprogramm

Dieser Sparmechanismus ist sicherlich von Mensch zu Mensch unterschiedlich ausgeprägt und hängt von verschiedenen Faktoren ab: Zusammensetzung, Strenge und Dauer der Diät, Ausmaß der körperlichen Aktivität – und nicht zuletzt, wie oft man schon Diäten gemacht hat. Besonders nachteilig wirkt es sich aus, wenn beim Abnehmen körperformende und stoffwechselaktive Eiweißsubstanz, sprich Muskulatur, abgebaut wird. Langfristig kann sich dadurch der Grundumsatz noch weiter senken.

Das Bioprogramm austricksen

Wer jedoch aus dem Wissen um diese Zusammenhänge den Schluss zieht, Abnehmversuche hätten sowieso keinen Sinn und daher könne man ruhig fröhlich weiterfuttern, macht es sich zu leicht. Es gibt sie durchaus, die Tricks, mit denen wir unsere Bioprogrammierung überlisten können. Man muss die Körperfettmobilisierung eben richtig angehen: durch kohlenhydratbetonte und fettarme Ernährung, gewürzt mit mehreren Prisen körperlicher Bewegung.
Doch selbst nach der erfolgreichen Gewichtsreduzierung mit einer vernünftigen Strategie ist weiterhin eine bewusste Ernährung, insbesondere Fettsparen, angesagt. Der Körper neigt nämlich gerade nach einer Diät zur erhöhten Fettspeicherung. Er möchte die empfindlich leer geräumten Energiedepots für kommende Notzeiten schnellstmöglich wieder auffüllen.

Nur nicht rückfällig werden

Ein Rückfall in die alten Ernährungsgewohnheiten würde selbstredend jeden langfristigen Schlankheitserfolg untergraben. Pommes frites mit Mayonnaise und Sahnetorte würden Ihre Erfolge jetzt besonders rasant zunichte machen. In den USA hörte man bereits

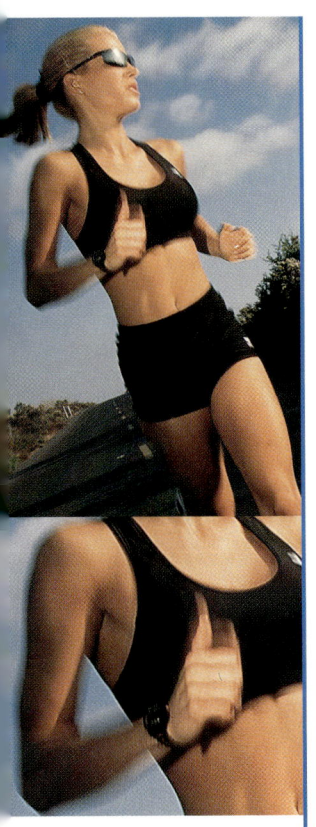

More sports ist eine Gewinnerstategie in Sachen Figur.

vor Jahren den Slogan »The less you diet, the more you lose« (Je weniger du Diät hältst, desto besser kannst du abnehmen). Die Tatsache, dass man aus herkömmlichen Diäten nichts lernt, ist deshalb neben den beschriebenen Stoffwechselveränderungen auch der Hauptgrund für das frustrierende Auf und Ab auf der Pfundeskala. So stellt sich die bange Frage: »Einmal Diät – immer Diät?« Die Antwort heißt Nein, wenn Sie lernen, Ihre Ernährung auf Dauer umzustellen. Und dass Ihnen dabei der Spaß erhalten bleibt und der Genuss nicht zu kurz kommt, dafür sorgt die FIT FOR FUN-Diät.

Warum Fett fett macht

In den ersten Diättagen werden hauptsächlich Kohlenhydrate und – je nach Strenge der Diät – auch Eiweiße abgebaut. Dabei wird Wasser freigesetzt. Die vermehrte Wasserausscheidung ist auch der Hauptgrund für den schnellen Gewichtsverlust auf der Waage. Der hat allerdings leider noch nichts mit dem Abbau von Fettdepots zu tun. Erst etwa ab dem dritten Tag wird zunehmend Fett verbrannt. Vorausgesetzt natürlich, man isst genug Kohlenhydrate und Eiweiß, spart beim Nahrungsfett und bewegt sich ausreichend. Genügend Kohlenhydrate sind auch deshalb so immens wichtig, weil sie den Körper davor bewahren, Raubbau an der eigenen Substanz zu betreiben und Muskulatur abzubauen.

Leichte Beute für hungrige Fettzellen

Beim Zunehmen liegt der Fall dagegen folgendermaßen: Eine normal zusammengesetzte Mischernährung besteht immer aus wechselnden Anteilen an Kohlenhydraten, Fett und Eiweiß sowie bei den meisten Menschen auch Alkohol. Zur Energiegewinnung bevorzugt der Körper zunächst die Kohlenhydrate, das Eiweiß und den Alkohol

Egal, ob Sie bei Bratkartoffeln oder bei Sahnetorte schwach werden: Es ist meist nur ein schwacher Ersatz, diese Lieblingsspeisen mit kalorienarmen Austauschstoffen zuzubereiten. Entdecken Sie besser neue, leichte Genüsse, und ersparen Sie sich das schlechte Gewissen.

73

Fett und Fett gesellt sich gern. Lernen Sie, vernünftig damit umzugehen.

– und ganz zuletzt erst das Fett. Das bedeutet, die erstgenannten Stoffe verarbeitet und verbraucht er. Auch für den Grundumsatz – die Lebenserhaltungsfunktionen – verbrennt der Motor Mensch hauptsächlich Kohlenhydratkraftstoff.

Fett dagegen wird jedoch erst einmal gespeichert und später vielleicht angezapft, wenn mehr Energie benötigt wird. Damit landet es aber genau dort, wo wir es nicht haben wollen: in den Fettzellen, die sich übrigens nahezu ins Unendliche ausdehnen können. Eine weitere schlechte Nachricht: Wir werden diese gefräßigen Zellen nicht mehr los. Wir können sie höchstens in Schach halten, indem wir sie nicht mit fettreicher Nahrung weiter füttern und füllen.

Wo es zu sparen gilt

Wenn es ein allgemein gültiges Gebot für gesündere Ernährung gibt, dann heißt das: Fett sparen (nicht weglassen, nur sparen!). Täglich finden rund 10 000 Tonnen der öligen bis weichen Materie den Weg in deutsche Mägen, im Durchschnitt knapp 100 Gramm pro Mund. In den letzten Jahren hat sich die abfallende Tendenz bei der Fettaufnahme zwar bestätigt, aber wir könnten uns weiter verbessern. Immer wieder wurde in wissenschaftlichen Studien bestätigt, dass Menschen, deren Energieüberschuss auf dem Teller vor allem aus Fett stammt, das höchste Übergewicht hatten. Deshalb heißt der Kern der FIT FOR FUN-Diät: Fett statt Kohlenhydrate sparen. Während des Abnehmens genügen 30 bis 50 Gramm Fett pro Tag. Um sein Gewicht zu halten, sollte man die Fettaufnahme auf 60 bis 80 Gramm beschränken (die unteren Werte gelten jeweils für Frauen, die ja generell eine geringere Menge an Energie pro Tag verbrennen).

Dass Kartoffeln dick machen, ist ein hartnäckiges Gerücht. Kalorienbomben werden sie erst durch die üppigen Saucen, die man dazu isst, oder durch die Zubereitung mit reichlich Öl oder Schmalz.

Alkohol – der große Bremser

Menschen, die an Übergewicht leiden, essen meist fettreicher und trinken mehr Alkohol als Normalgewichtige. Dieser aber ist mit sieben Kalorien pro Gramm neben Fett (neun Kilokalorien pro Gramm) die energiereichste Nahrungssubstanz und wird im Stoffwechsel ähnlich wie Fett verbraucht. Wenn der Organismus aber Alkohol zu verarbeiten und abzubauen hat, stellt er den Fettabbau erst einmal hintenan. Der ist logischerweise jedoch das A und O, wenn es um das Abnehmen geht.

Dabei verfügen wir eigentlich über ein sehr wirksames Fettverbrennungssystem. Das wird allerdings bei zu wenig Bewegung kaum noch gefordert und läuft deshalb meist auf Sparflamme. Die Energie, die unser Körper benötigt, um minimale Leistungen zu erbringen und sich selbst am Leben zu erhalten, gewinnt er vorzugsweise aus Kohlenhydraten. An seine Fettreserven braucht der bewegungsarme Sitzmensch da gar nicht erst ran.

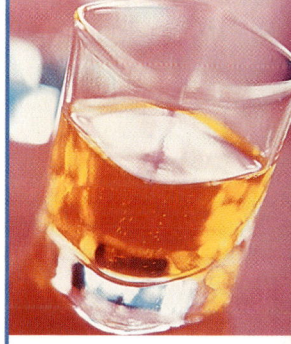

Alkohol ist auch deswegen ein Diätfeind, weil er den Appetit anregt.

Fett unter Kontrolle

Man darf Fett in keinem Fall grundsätzlich verteufeln, denn wir brauchen einen gewissen Anteil in der Nahrung. Öl, Nüsse, Butter, Käse, fetter Fisch und Fleisch versorgen uns mit den lebensnotwendigen fettlöslichen Vitaminen A, D, E und K sowie den gesundheitlich ausgesprochen wichtigen einfach und mehrfach ungesättigten Fettsäuren. Etwas Oliven- oder Rapsöl zum Salat, ein- bis zweimal in der Woche Lachs, Hering oder Makrele gehören zu einer ausgewogenen, gesunden Ernährung. Sparen können wir aber vor allem bei Butter oder Margarine und beim Kochen. Zum Andünsten und Anbraten genügen meist ein bis zwei Teelöffel Olivenöl oder Butter. Bei Milchprodukten, Käse und Wurst ist schon viel damit getan, fettarme Sorten und Produkte auszuwählen.

Wenn schon süß und fettig, dann möglichst hochwertig: Eine Hand voll Studentenfutter befriedigt die Naschlust und liefert Ihnen außer Fettkalorien und Zucker wenigstens auch reichlich wertvolle Mineral- und Ballaststoffe.

Kohlenhydrate mit Verstand verzehren

»Low Fat« schön und gut, aber ein bisschen muss man schon auf die Zufuhr der Kohlenhydrate achten. Nicht alle Menschen können diesen Nährstoff unbegrenzt konsumieren, ohne zuzunehmen. Unterm Strich muss auf jeden Fall die Energiebilanz stimmen! Wenn der Energiebedarf bereits durch Kohlenhydrate gedeckt ist, bleibt kein Spielraum für die Fettverbrennung.

Was sind die richtigen Kohlenhydrate?

Setzen Sie lieber auf natürliche und leichte Fitmacher wie Obst, Gemüse und Vollkorn. Versprechen Sie sich nicht zu viel von nachträglich leicht gemachten Kalorienbomben.

Kohlenhydrate können nach ihrem glykämischen Index – kurz GLYX – eingeteilt werden. Der GLYX eines Lebensmittels besagt, wie stark der Blutzucker nach dem Verzehr ansteigt. Bei einem niedrigen GLYX verläuft der Blutzuckeranstieg gemäßigter – ein Vorteil für Figurbewusste. Energielevel und Leistung werden konstant gehalten, überschießende Insulinreaktionen und Heißhunger dagegen vermieden. Sportler sprechen in diesem Zusammenhang von Kohlenhydraten mit Langzeitwirkung. Neben Spaghetti aus Hartweizengrieß schneiden grobe Vollkornprodukte, Hülsenfrüchte, Gemüse, Basmatireis und fruchtzuckerreiche Obstsorten wie Äpfel, Aprikosen und Beerenfrüchte als anhaltende Energiespender am besten ab. Gleichzeitig versorgen uns diese Lebensmittel mit lebenswichtigen Vitaminen und Mineralstoffen. Wer solche Lebensmittel bevorzugt, verbessert meist auch automatisch die Qualität seiner Nahrung. Lebensmittel mit einem hohen GLYX-Faktor lassen dagegen den Blutzucker nach dem Essen stark ansteigen und verursachen als Antwort hohe Insulinspiegel im Blut. Diese stehen wiederum dem Fettabbau im Weg. Zu den Lebensmitteln mit einem hohen GLYX zählen u. a. Weißmehlprodukte, gekochte Kartoffeln, zuckerreiche Limonaden und Traubenzucker (Glukose), der den höchsten Blutzuckeranstieg auslöst.

Diät ja – Hungern nein

Zugegeben: Uns ist etwas unwohl dabei, unser Programm Diät zu nennen. Denn der Begriff ist durch die bereits genannten Mode- oder Crashdiäten negativ besetzt. Wir möchten unsere Diät jedoch im ursprünglichen griechischen Sinn interpretiert wissen: »Diaita« stand dort nämlich schlicht für »gesunde Lebensweise«. Auch das englische »diet« im Sinn von Kostformen oder Ernährung im Allgemeinen lässt mehr Spielraum zu, den Begriff »Diät« mit neuen Inhalten zu füllen. In dieser Hinsicht ist das vorliegende Programm eine Diät, vielmehr jedoch eine Lebensauffassung, ein Lebensstil. Wir versprechen nicht den schnellen Erfolg, wir drohen aber auch nicht mit Kalorientabellen und täglichem Wiegestress. Wir wollen Ihnen Lust auf gesunde, abwechslungsreiche Ernährung machen. Wir schleichen uns auf sanfte, aber nachdrückliche Weise in Ihren Ernährungsplan und in Ihr Leben ein. Wer sich so ernährt, merkt bald nicht mehr die Diät.

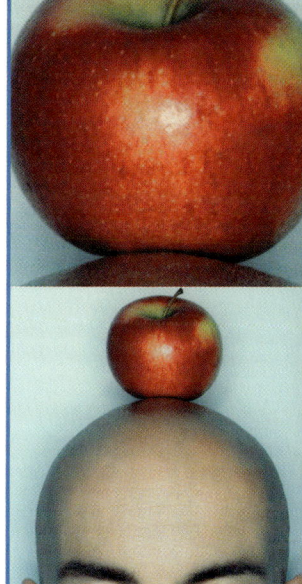

Mehr essen – aber das Richtige

Bei herkömmlichen Diäten ist Schmalhans Küchenmeister. Wer denkt da nicht an Miniportiönchen und einen ständig knurrenden Magen. Statt üppiger Portionen überwiegen die Verbotslisten. Ganz anders die neue Mengenlehre bei der FIT FOR FUN-Diät. Viele werden die ungewohnt großen Nahrungsmengen an pflanzlichen Fit- und Schlankmachern selbst anfangs vielleicht gar nicht schaffen.

Wenn bislang Fleisch und Sauce den meisten Platz auf Ihrem Teller beansprucht haben, sollten Sie das Verhältnis ab sofort zugunsten der Beilagen wie Brot, Kartoffeln, Reis, Nudeln und Gemüse ändern. Werden Sie – zumindest tendenziell – zum Pflanzenfresser. Dann brauchen Sie keine Kalorien mehr zu zählen.

Schlank mit FIT FOR FUN fängt im Kopf an. Wer das akzeptiert, findet garantiert Spaß an vernünftiger Ernährung.

77

Die Ernährung neu definieren

Drei Portionen Gemüse, zwei Portionen Obst, drei bis fünf Scheiben Vollkornbrot und ca. drei Kartoffeln sollten täglich auf Ihrem neuen Speiseplan stehen. Gemüse und Früchte als Salat, Rohkost, einfach pur aus der Hand, zu Quark und Müsli, gedünstet als Beilage. Dazu kommen ein bis zwei Mahlzeiten mit Hülsenfrüchten pro Woche, genauso oft Fisch und mageres Fleisch, ergänzt durch fettarme Milchprodukte, die Vielfalt der Getreideprodukte von Flocken bis Vollkorn sowie hochwertige Pflanzenöle, Samen und Nüsse. Das ist die Marschrichtung für einen schlanken Essstil. So gestärkt können Sie sich auch leichter bei den fettreichen Dickmachern zurückhalten. Sie werden staunen, wie viel Sie jetzt essen müssen, um Ihre Pflicht bei Obst und Gemüse zu erfüllen. Diese neue Verteilung auf dem Teller, die das ursprüngliche Hauptspeise-Beilagen-Verhältnis auf den Kopf stellt, gewährleistet zudem eine optimale Versorgung des Organismus mit Vitaminen, Mineralstoffen, Ballaststoffen sowie bioaktiven Pflanzenstoffen.

Was Sie sonst noch tun können

Über die Zusammenstellung der Nahrung hinaus gibt es noch ein paar grundsätzliche Tipps, die Ihnen helfen, unnötiges Fett zu sparen und kontrollierter zu essen. Vielleicht können Sie ja den einen oder anderen Hinweis ohne Mühe beherzigen:

▶ Schneiden Sie das Brot dicker, und belegen Sie es dünner. Das spart Fett und erhöht den Anteil wertvoller Kohlenhydrate.

▶ Versuchen Sie, bei Käse, Quark und Wurst als Brotbelag ohne Butter oder Margarine auszukommen.

▶ Ignorieren Sie Ihr Hungergefühl nicht, bis es zum Heißhunger wird. Essen Sie eine Kleinigkeit, z. B. ein Stück Obst, Gemüse, Knäckebrot oder eine kleine Portion körnigen Frischkäse.

Haben Sie schon mal einen übergewichtigen Vegetarier gesehen? Auch wenn es nicht nötig ist, grundsätzlich auf Fleisch und Fisch zu verzichten, sollten Sie Gemüse, Obst, Brot und Kartoffeln deutlich in den Mittelpunkt Ihrer Ernährung rücken.

▸ Werden Sie zum Feinschmecker, und genießen Sie jeden Bissen in vollen Zügen. Hastige Esser bringen sich nicht nur um den Genuss, sondern sie vertilgen auch deutlich mehr, bis sie überhaupt ein Sättigungsgefühl spüren.

▸ Bauen Sie Stress nicht mit Essen, sondern mit Bewegung und Entspannungsübungen ab.

▸ Ändern Sie die Mengenverhältnisse auf Ihrem Teller: Fleisch wird zur Beilage, Gemüse mit Kartoffeln, Reis oder Nudeln zur Hauptspeise.

▸ Trinken Sie vor dem Essen schluckweise ein Glas Mineralwasser, und starten Sie immer mit einer Portion Rohkost. Beides sättigt bereits und hilft dabei, sich beim nachfolgenden Hauptgericht etwas stärker zurückzuhalten.

▸ Vermeiden Sie Brot mit Butter sowie Alkohol vor dem Essen. Zur Überbrückung der Wartezeit im Restaurant sind Gemüsestifte mit Kräuterquarkdip der beste Tipp. Gegen einen leichten Wein oder eine Weinschorle zum Essen ist nichts einzuwenden.

▸ Lassen Sie keine (Zwischen-)Mahlzeiten ausfallen. Oft wird sonst bei der nächsten Mahlzeit aus Heißhunger zu viel gegessen.

▸ Übernehmen Sie internationale Essgewohnheiten wie die der Mittelmeerländer (viel Gemüse und Obst, Pasta, Fisch vom Grill mit viel frischen Kräutern) oder asiatische Gartechniken (fettarme, vitaminschonende und zeitsparende Zubereitung im Wok).

▸ Essen Sie möglichst nur das, was Ihnen auch schmeckt. Was Sie lustlos oder aus Verlegenheit verspeisen, befriedigt nicht wirklich.

Trinken Sie sich schlank

Während des Abnehmens sollten Sie eher mehr als sonst trinken – auch, um Ihre Nieren beim Ausscheiden der Fettabbauprodukte zu unterstützen. Am günstigsten sind natürlich kalorienfreie Getränke,

Wenn Sie schon immer Interesse an der asiatischen Küche hatten, Ihnen aber bisher der Umgang mit fremdartigen Zutaten und Kochgeräten zu umständlich erschien: Machen Sie doch einfach mal einen Kochkurs für japanische, thailändische oder indische Küche mit. Sie erweitern Ihr Repertoire um interessante und gesunde Rezepte und finden ganz neue Geschmacksrichtungen.

allen voran Wasser. Aber auch Tee, Früchtetee, verdünnte Säfte und Kaffee in Maßen sind erlaubt. Zudem hilft ein Glas Wasser in Griffweite über viele schwache Momente hinweg. Denn viele verwechseln das Durstgefühl mit Hunger und knabbern zwischendurch fettreiche Snacks, anstatt ein Glas Wasser zu trinken. Es liegt auf der Hand, dass Sie viele Kalorien sparen können, wenn Sie lernen, Durst von Hunger unterscheiden zu können. Wer über den Tag verteilt regelmäßig zum Wasser greift, füllt zudem seinen Magen immer ein wenig. Und das wiederum hilft, den Heißhunger zu bremsen. Menschen, die täglich reichlich Wasser trinken, ob kalt oder warm, haben es einfacher, schlank zu bleiben. Die hohe Flüssigkeitszufuhr wirkt sich zudem positiv auf Durchblutung, Sauerstoff- und Nährstofftransport im Blut und den Feuchtigkeitshaushalt der Haut aus. Flüssigkeitsmangel zeigt sich auch schnell an einer trockenen Haut mit Faltenbildung.

Rohkost und viel Mineralwasser bringen Ihre Verdauung in Schwung. Ein ausreichend mit Ballaststoffen und Flüssigkeit versorgter Darm arbeitet besser und bleibt gesund.

Denken Sie generell daran, genügend zu trinken – besonders auch beim Sport. Der Körper verliert durch das Schwitzen viel Flüssigkeit und Mineralstoffe. Trinkt man zu wenig, kann es zu Kreislaufproblemen kommen.

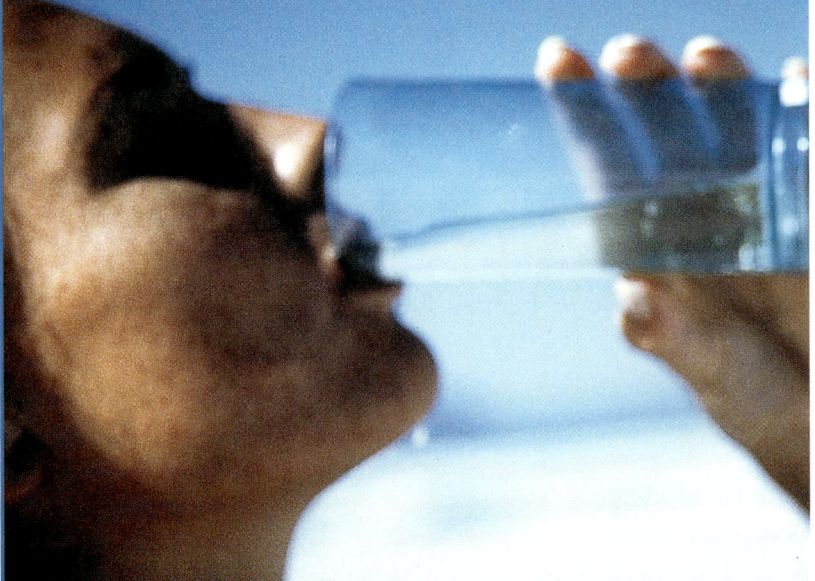

Es wird außerdem spekuliert, ob eiskalte Trinkflüssigkeit zusätzlich die Kalorien- und Fettverbrennung ankurbelt, weil das kühle Getränk auf Körpertemperatur gebracht werden muss. So wird quasi ein Teil der Körperenergie für Ihre innere Warmwasserzubereitung benötigt. Probieren Sie aber lieber vorsichtig aus, ob Ihnen das bekommt. Ein Mangel an Flüssigkeit macht müde und lässt die Konzentrationsfähigkeit sinken. Wasser sichert und aktiviert viele Körperfunktionen, die zum Teil nur mit halber Kraft ablaufen, wenn wir zu wenig trinken. Auch die Verdauung kommt in Schwung, wenn wir öfter zur (Wasser-)Flasche greifen.

Welche Rolle spielt die Jahreszeit?

Jede Jahreszeit bringt unterschiedliche Stimmungen und Motivationen sowie Nahrungsangebote und Möglichkeiten, sich körperlich zu betätigen, mit sich. Das überreiche Angebot der Supermärkte hat uns vergessen lassen, was die einzelnen Jahreszeiten an Spezialitäten und Köstlichkeiten zu bieten haben. Statt genüsslich über Wochenmärkte zu schlendern, machen viele einen Monatseinkauf im Mammutsupermarkt. Kein Wunder, dass das Besorgen der Nahrung so keinen Spaß macht und zur lästigen Pflicht mutiert.

Dabei kann das Auswählen der frischen Zutaten so viel Freude machen. Ein Marktspaziergang ist das reinste Fest für die Sinne und gewährleistet nebenbei, dass Sie ganz frische Produkte für Ihre Fitnessernährung ergattern, die zudem den höchstmöglichen Vitamin- und Mineralstoffgehalt bieten. Dasselbe gilt im Übrigen für die Produkte der Saison, möglichst aus heimischem Anbau und vollständig ausgereift. Sie können nämlich am Baum oder auf dem Feld den optimalen Gehalt an Vitaminen und Aromen ausbilden und haben in der Regel nur kurze Transportwege hinter sich. Das kommt uns als Kon-

Sicher gibt es auch in Ihrer Umgebung Bauern, die Obst und frisches Gemüse der Saison direkt ab Hof verkaufen. Immer mehr Betriebe setzen auch auf ökologischen Anbau und bieten ihre Produkte erntefrisch und relativ preisgünstig an.

sumenten natürlich zugute. Warum sollten wir im Winter Erdbeeren aus Chile oder im Frühling Äpfel aus Neuseeland benötigen, wo dieselben Früchte doch zu ihrer Saison genauso bei uns um die heimische Ecke wachsen?

Das Besondere wieder entdecken

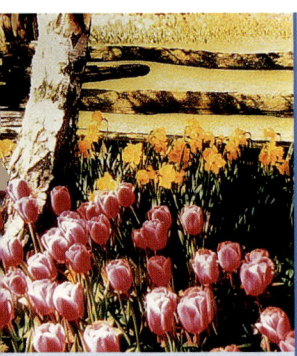

Das Essen nach der Jahreszeit garantiert nicht nur mehr Vitamine und Aroma, sondern auch mehr Lebensfreude. Denn frischer Spargel gehört genauso zum Mai wie süße Erdbeeren zum Frühsommer. Ein saftiger Bratapfel frisch aus dem Ofen schmeckt an den ersten kalten Herbsttagen einfach am besten, auch würde uns der deftige Grünkohl an heißen Tagen nicht munden. Hätten wir all diese saisonalen Spezialitäten das ganze Jahr über, würden sie natürlich auch ihre Besonderheit verlieren.

Probieren Sie der Jahreszeit und Ihrer Region entsprechend öfter mal was Neues bei Obst und Gemüse. Das sorgt immer wieder für außergewöhnliche Geschmackserlebnisse.

Wetten, dass es für Sie eine Menge Köstlichkeiten vielleicht aus Ihrer Kindheit wieder zu entdecken gibt, die Sie lang vergessen hatten? Erinnern Sie sich an Palerbsen, Maronen, Steckrüben, frischen Meerrettich oder Schwarzwurzeln? Wenn Sie sie noch gar nicht gekostet haben, wird es höchste Zeit, diese vergessenen Köstlichkeiten aus Großmutters Jahreszeitenküche kennen zu lernen. Ernähren Sie sich im Rhythmus der Saison. Sie werden mit knackfrischer Vielfalt belohnt, die es Ihnen leicht macht, gesund und fettarm zu essen.

Aus dem Vollen schöpfen

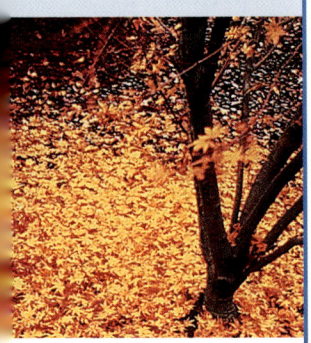

Frühling und Sommer sind naturgemäß die beste Zeit für Outdooraktivitäten mit idealen Möglichkeiten für eine leichte, vitaminreiche Küche. Gemüse, Obst, Blattsalate und Kräuter sind von Natur aus kalorienarm. Bei ihnen dürfen Sie in die Vollen greifen und sich jederzeit satt essen. Ein Blick auf den Saisonkalender (siehe Seite 115) für Früchte, Gemüse und Salate zeigt, wann Sie die Naturprodukte reif und günstig bekommen. Frische Lebensmittel der Jahreszeit garantieren nicht nur einen ausgezeichneten Geschmack, sondern auch bestmögliche Nährstoffdichte. Weiterer Vorteil von saisonalen Produkten, die ohne den Schutz eines Treibhauses wachsen können: Sie sind nitratärmer als Unterglas- und Treibhausware, weil Sonneneinwirkung den Nitratabbau in der Pflanze fördert.

Frühjahrsmüdigkeit ade

Wer sich an den ersten warmen Tagen des Jahres schlapp und antriebslos fühlt, kann das heutzutage nicht mehr mit einem Vitaminmangel entschuldigen. Zum Winterende ist zwar die Auswahl an einheimischem frischem Gemüse und Obst gering, dafür steht uns aber eine reichhaltige Palette an tiefgefrorenen Produkten zur Verfügung. Tiefgefrorenes ist eine praktische Alternative zur Frischware und schneidet beim Vitaminvergleich sicherlich besser ab als so manches überlagerte Grünzeug aus dem Supermarkt. Da im Winter praktisch kein einheimisches Obst zur Verfügung steht, sorgen Südfrüchte und Obstsäfte für einen aktivierenden Vitaminnachschub.

Wenn Sie frisches Gemüse günstig bekommen, lohnt es sich, Vorräte einzufrieren. Die meisten Sorten sollten Sie kurz blanchieren und dann mit eiskaltem Wasser abschrecken. So bleiben Farbe und Vitamine besser erhalten.

Katzenjammer durch Frühjahrsmüdigkeit? Dann tun viel frische Luft, Licht, Bewegung und reichlich Obst und Gemüse besonders gut.

Jod kurbelt den Stoffwechsel an

Vertreiben Sie die Frühjahrsmüdigkeit auch, indem Sie sich viel an der frischen Luft bewegen. Aktivierende Nährstoffe wie Vitamin C und Jod unterstützen den Körper bei seiner Umstellung. Das Spurenelement Jod ist Bestandteil der Schilddrüsenhormone, die den Stoffwechsel ankurbeln. Jod ist vor allem in Meeresfischen und -früchten sowie in Algen enthalten. Jodiertes Speisesalz und Brot mit Jodsalz sind eine gute Ergänzung.

Frischer Fisch macht Müde munter!

Der Einfluss des Lichts auf die Stimmungslage ist eindeutig erwiesen. So leiden in Skandinavien mit seinen langen, dunklen Wintern besonders viele Menschen unter Depressionen. Nutzen Sie deshalb gerade in der trüben Jahreszeit jede Gelegenheit, ins Freie zu kommen und Licht und Luft zu tanken.

Licht und Luft machen wieder aktiv

Das Frühjahr ist die beste Zeit für eine Umstellung Ihrer Ernährungsgewohnheiten und besonders günstig für den Start in ein aktives Lebensstilprogramm. Wenn die Tage wieder länger und sonniger werden, verlässt uns der Drang nach Christstollen und Zimtsternen ganz von selbst. Sonnenlicht unterbindet nämlich den Abbau des Gute-Laune-Stoffs Serotonin. In der dunklen Jahreszeit fehlt uns Licht. Dann übernimmt zuckerreiche Nahrung die Rolle des Lichts, denn sie fördert die Bildung von Serotonin. Licht und Zucker haben offenbar eine vergleichbare Wirkung auf die Stimmung des Menschen.

Wenn alles normal verläuft, erwacht im Frühjahr durch Lichteinfluss neuer Tatendrang und macht uns von ganz allein etwas schlanker. Dann fallen der Neustart in veränderte Essgewohnheiten und das Durchhalten gleich viel leichter.

Sommer – Gemüse und Früchte gegen den Durst

Die meisten Obst- und Gemüsesorten bestehen zu rund 90 Prozent aus Wasser. Das macht beispielsweise Gurken, Melonen und Erdbeeren zu erfrischenden Durstlöschern im Sommer. Die heiße Jahreszeit verlangt, dass wir mehr Flüssigkeit aufnehmen, vor allem, wenn wir sportlich aktiv sind und viel schwitzen. Neben Obst und Gemüse, die in der warmen Jahreszeit tagsüber oft als leichte Imbissmahlzeiten genügen, sorgen frisch gepresste Obstsäfte, fruchtige Buttermilch-mixgetränke oder mit viel Mineralwasser verdünnte Fruchtsäfte besonders gut für Abkühlung. Salate und Gemüse sind neben magnesiumreichem Mineralwasser die beste Quelle für das Hochleistungselement Magnesium, das bei körperlicher Aktivität für das richtige Zusammenspiel von Nerven und Muskeln sorgt und außerdem vor Krämpfen schützt.

Zellschutzvitamine sind jetzt gefragt

Der Sommer ist aber auch die Zeit für Spaß im Freien. Neben den richtigen Durstlöschern ist jetzt eine hohe Zufuhr an antioxidativen Schutzvitaminen (C, E und Karotinoide) durch die Ernährung gefragt. Denn ein Zuviel an Sonne und eine eventuelle Ozonbelastung erhöhen den Bedarf an Schutznährstoffen. Die Auswahl an Obst, Salaten und Gemüse ist üppig und erleichtert es, sich problemlos und abwechslungsreich mit diesen Nährstoffen zu versorgen. Wenn Sie zu Beeren und Früchten Mandeln oder Sonnenblumenkerne knabbern, ergänzen Sie die Obstvitamine C und Beta-Karotin mit dem Zellschutzvitamin E. Aus demselben Grund gehören zur Salatrohkost oder zum gedünsteten Gemüse einige Tropfen Oliven- oder Keimöl. Dadurch wird der Nährstoffschutz erst komplett. Außerdem kann der Körper die fettlöslichen Vitamine dann besser ausnutzen.

Ernähren Sie sich im Rhythmus der Saison. Sie werden mit knackfrischer Vielfalt belohnt, die es Ihnen besonders leicht macht, gesund und fettarm zu essen.

Herbst – Powerstoffe für bessere Laune

Wenn die Tage kürzer und kühler werden, bekommt man Lust auf deftigeres Essen. Wer die nasskalte Jahreszeit ohne Zwangspause im Krankenbett überstehen will, braucht vor allem Nährstoffe für ein

Besonders hochwer-
tige Speiseöle sind:

▸ Olivenöl
▸ Rapsöl
▸ Sojaöl
▸ Erdnussöl
▸ Sonnenblumenöl
▸ Maiskeimöl
▸ Sesamöl
▸ Weizenkeimöl
▸ Traubenkernöl

abwehrstarkes Immunsystem und solche, die uns bei guter Laune halten. Richtige Bewegung und Verpflegung können uns helfen, fröhlich und gesund zu bleiben, auch wenn die äußeren Umstände es nicht gerade leicht machen.

Die Kohlenhydratbilanz muss stimmen

Nervennahrung Nummer eins sind dann wertvolle Kohlenhydratspender, die zugleich B-Vitamine (Nervenvitamine) und Magnesium (Antistressmineral) enthalten. Diese natürliche Stimmungsmacherkombination steckt in Vollkornprodukten, Hülsenfrüchten und Kartoffeln. Kombiniert man sie mit fettarmen Eiweißspendern wie Geflügel oder Käse, erhält der Körper Tryptophan und Kohlenhydrate, die ideale Ausgangsbasis für die stimmungsaufhellende Serotoninproduktion im Gehirn.

Fitmacher mit Langzeitwirkung

Im Gegensatz zum schnellen Süßigkeiten-Zucker-Kick halten uns diese Kohlenhydrat-Protein-Kombinationen viel länger fit und bei Laune. Außerdem schützen die richtigen Kohlenhydrate auch vor unerwünschter Gewichtszunahme. Auch wenn Herbst und Winter nicht gerade die idealen Jahreszeiten für eine Diät sind, können wir durch ausgewogene Ernährung und regelmäßige körperliche Aktivität zumindest einer Gewichtszunahme vorbeugen. Dennoch wird eine Umstellung auf gesündere Ernährung vom Körper auch jetzt sicher dankbar angenommen.

Abwehrstarke Winterküche

Die kalte Jahreszeit mit ihren langen Abenden lädt zu gemütlichem und ausgiebigem Essen ein. Umso wichtiger ist der Bewegungsausgleich, damit die Kalorien nicht allzu sehr zu B(a)uche schlagen. Auch in der kalten Jahreszeit muss man auf frisches Obst und Gemüse als wichtige Nähr- und Ballaststofflieferanten nicht verzichten. So haben Südfrüchte gerade jetzt Hochsaison: Orangen, Mandarinen und Grapefruits versorgen uns auf einfache Weise mit Vitamin C.

Kohl & Co. sind jetzt im Kommen

Aber auch Äpfel und das heimische Wintergemüse bringen frischen Genuss auf den Tisch: Sauerkraut und die Winterkohlsorten wie Rosenkohl, Wirsing oder Weißkohl sind ebenfalls gute Vitamin-C-Spender. Fenchel und Spinat haben eine sehr hohe Nährstoffdichte (sie sind reich an Karotinoiden, Vitamin B, C und Eisen).
Weitere empfehlenswerte Lebensmittel, die jetzt Saison haben: Rotkohl, Grünkohl, Karotten, Feld- und Eisbergsalat, Chicorée, Lauch, Rote Bete, Sellerie, Schwarzwurzeln und Chinakohl. Vergessen Sie auch die Kartoffeln als kohlenhydratreiche Vitamin-C- und Mineralstoffspender nicht! Knoblauch, Meerrettich, Kresse und selbst gezogene Sprossen (Keimlinge) stärken die Abwehrkräfte, und einige von ihnen haben sogar antibakterielle Wirkung.

Keimlinge oder Sprossen aus Samen und Hülsenfrüchten sind vitaminreich und bereichern im Winter die spärliche Gemüseauswahl. Ziehen Sie sie doch selbst auf der Fensterbank. Einfache Geräte dafür gibt es im Fachhandel. Ein mit Mull bespanntes Einmachglas tut's aber auch.

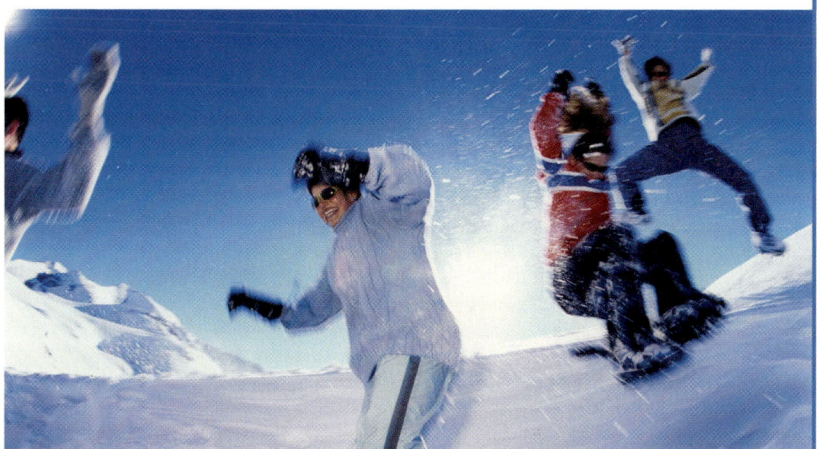

Bieten Sie dem Winterspeck Paroli. Gut verpackt kann man auch bei Eis und Schnee jede Menge Bewegungsspaß im Freien haben.

Fisch hilft gegen Vitamin-D-Mangel

Im Herbst nimmt der Gehalt des Bluts am Sonnenvitamin D ab. Viele leiden dann den Winter und das Frühjahr über an Vitamin-D-Mangel. Im Sommer wird der Bedarf überwiegend durch Eigensynthese über die Sonnenbestrahlung in der Haut gedeckt und für die sonnenarme Zeit gespeichert.

Nur sehr wenige Lebensmittel enthalten so viel Vitamin D, dass der Mensch damit den Verlust bei zu wenig Sonnenlicht ausgleichen könnte. Besonders reich an Vitamin D sind Hering, Makrele, Sardine, Lachs und Forelle.

Fisch in vielen Variationen wird wieder populär, nachdem er etliche Jahre fast nur noch als paniertes Stäbchen auf den Tisch kam. Vieles spricht für ihn: Er ist eiweißreich und versorgt uns mit Vitamin D und Jod. Die fetthaltigen Meeresfische liefern die wertvollen Omega-3-Fettsäuren.

Ernährung und Sport – ein starkes Team

Jede Bewegung ist besser als keine. Muskeln formen und straffen den Körper und steigern die Fettverbrennung. Wer wöchentlich durch Sport und Alltagsaktivitäten 2000 Kilokalorien zusätzlich verbrennt, hat für die Figur und sein Herz-Kreislauf-System schon viel getan. Kein Ernährungsprogramm, das schlank macht und hält, kommt ohne den unterstützenden Effekt von Bewegung und Sport aus. Sport allein ist nicht besser als jede Diät – erst in der richtigen Kombination sind beide richtig stark im Kampf gegen überflüssige Pfunde. Nur wer ordentlich auf Trab kommt, läuft seinen Pfunden davon. Da im Alltag und in der Freizeit die Sitzzeiten oft zunehmen, müssen wir durch Bewegungsausgleich dagegenhalten.

Wenn Sie Ihren Pfunden davonlaufen wollen, gilt folgende Faustregel: Pro Kilometer verbrennen Sie etwa so viele Kilokalorien, wie Sie in Kilogramm wiegen.

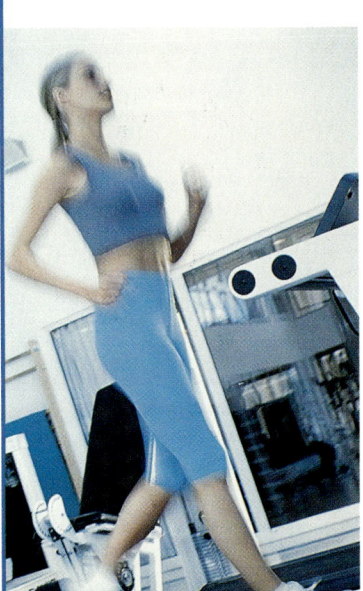

Im Alltag auf Trab kommen

Dazu gibt es genügend Möglichkeiten, ohne deshalb gleich auf den Sport-
platz oder in der Turnhalle herumtoben zu müssen. Radfahren, Treppensteigen, zügiges Gehen zur Bushaltestelle, Haus- und Gartenarbeit (siehe
Seite 40f.) können den Stoffwechsel aktivieren. Und wer erst einmal Spaß
an der Bewegung entdeckt, findet dann vielleicht auch seinen persönlichen Lieblingssport.

Das sind die wichtigsten Spielregeln für den Figurerfolg:

▶ Lieber regelmäßig als selten
▶ Lieber langsamer und länger als kurz und intensiv
▶ Lieber Spaß haben als verbissen kämpfen

Ausdauersportarten sind am günstigsten

Eines steht fest: Langfristige Gewichtsreduzierung hat nur mit einem
ausgedehnten Bewegungsprogramm Erfolg. Professor Alfred Wirth hat
in seinem Buch »Adipositas« die unterschiedlichsten Studien zum
Thema »Übergewicht, Diätprogramme und Gewichtsreduzierung«
ausgewertet.

Sein Ergebnis: Um auf Dauer sein Gewicht zu reduzieren, ist ein erhöh-
ter Energieverbrauch, also Sport, das beste Rezept. Je häufiger und je
länger man Sport treibt, desto deutlicher ist die Gewichtsreduktion.
Wer nur auf Diät setzt, nimmt weniger ab als bei einem kombinierten Ernährungs- und Sportprogramm. Außerdem verhindert ein aktives Leben, dass das Gewicht nach der Abnahmephase allzu leicht
wieder ansteigt. Diese Erkenntnisse widerlegen die bequeme Ausrede, dass Sport so appetitanregend wirke, dass jede Diät vergebens
sei. Spezielle Ausdauersportarten wie Laufen, Biken oder Schwim-

Wer sehr viel Über-
gewicht mit sich
herumschleppt, ver-
legt sich besser auf
Schwimmen oder
Radfahren als Aus-
dauersportarten.
Laufen könnte eine
zu hohe Belastung
für die ohnehin vom
Körpergewicht
überstrapazierten
Gelenke sein.

Wer nur auf Diät setzt, nimmt weniger ab als bei einem kombinierten Diät- und Sportprogramm. Außerdem verhindert ein aktives Leben, dass das Gewicht nach der Diät wieder ansteigt (Grafik: Jens Wehde nach A. Wirth).

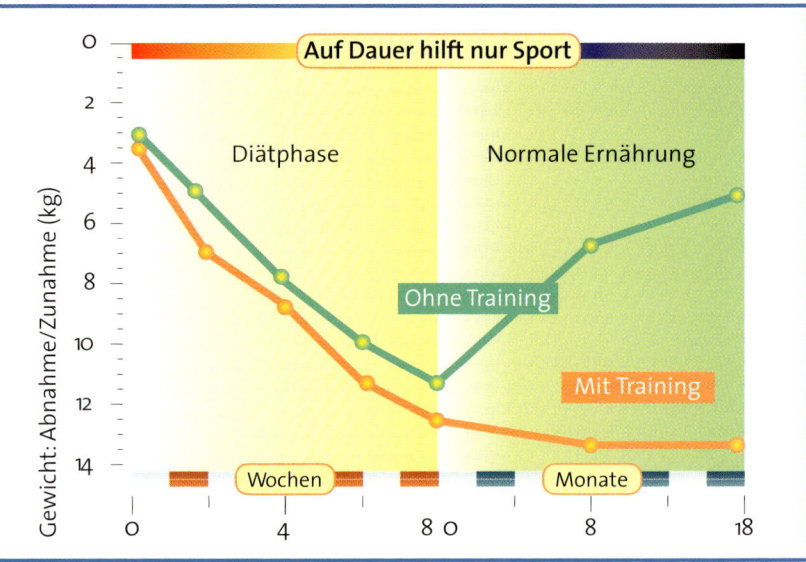

Sportive sind fröhlicher als Couchpotatoes. Eine bundesweite Umfrage ergab, dass 55 Prozent der Trimmer weniger Stress in Beruf und Privatleben haben.

men mit langen gleichmäßigen Belastungen und eventuell kurzen Intensitätsspitzen werden zum Fatburner, wenn sie regelmäßig, also rund drei- bis viermal pro Woche, auf dem Programm stehen. Das verdeutlicht die oben stehende Grafik. Zu den besten Ausdauersportarten zählen:

▶ Aquarobic

▶ Bergwandern

▶ Joggen

▶ Radfahren

▶ Skilanglauf

▶ Aquajogging

▶ Inlineskaten

▶ Kanufahren

▶ Schwimmen

▶ Walking

Nicht schlapp machen beim Schlankwerden

Vor allem regelmäßiger Sport greift das Fett an: Reine Diäten ohne besondere körperliche Aktivitäten können auch die Muskulatur abbauen. Besonders Männer sind vom unfreiwilligen Muskelabbau durch den aufgezwungenen Kalorienstopp betroffen. Das verdeutlicht die unten stehende Grafik. Erst durch eine Kombination von Diät und ein auf Ihre persönlichen Vorlieben abgestimmtes Trainingsprogramm können Sie die Fettverbrennung steigern und den Schwund der Muskelmasse um mehr als die Hälfte reduzieren.

Am wirksamsten ist also offensichtlich eine Doppelstrategie, die sich aus Ausdaueraktivitäten zum Fettverbrennen und kräftigender Gymnastik zum Muskelaufbau zusammensetzt. Die Muskelmasse hilft gleichzeitig dabei, den Stoffwechsel kräftig anzukurbeln, also damit den Grundumsatz zu erhöhen, und verleiht der neuen Figur schöne Form und Kontur.

Fazit: Schlank und fit für immer bleibt nur, wer nach diesem Konzept lebt, also bewusste Ernährung mit der richtigen Bewegung im Alltag kombiniert und beibehält. Ersetzen Sie immer neuen Diätstress und Jo-Jo-Effekt durch ein ganzheitliches Ernährungs- und Bewegungsprogramm.

Für Frauen, die Problemzonen straffere Konturen geben möchten, empfiehlt sich auch ein leichtes Hanteltraining (nach Anleitung). Es gibt im Fachgeschäft Kunststoffhanteln, die man mit Wasser oder Sand füllen kann.

Nur Sport greift das Fett an: Reine Diäten bauen hauptsächlich die Muskulatur ab, Diäten in Kombination mit Training schonen die Muskeln (Grafik: Jens Wehde nach A. Wirth).

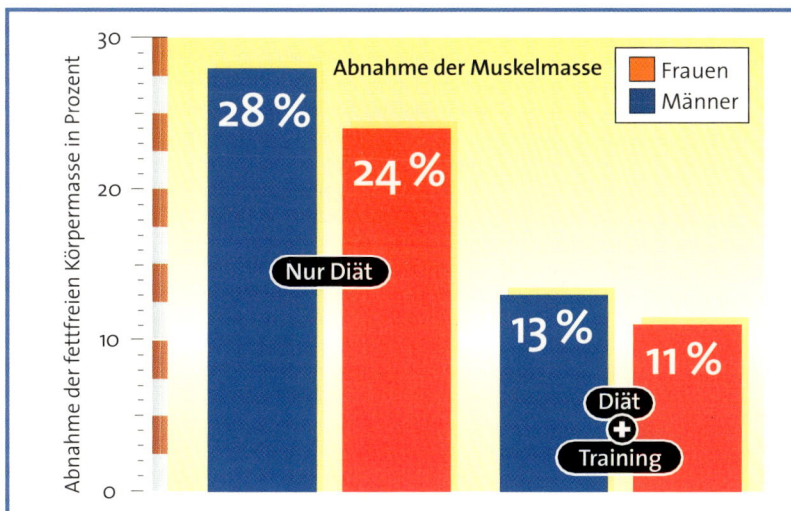

Zunächst geht es darum, Fett zu sparen
– mit leichten und köstlichen Zutaten.
FIT FOR FUN heißt aber auch: abwechslungsreich, saisonal und kreativ kochen.

Die Spielregeln der
FIT FOR FUN-Diät

Das Geheimnis der
leichten Küche

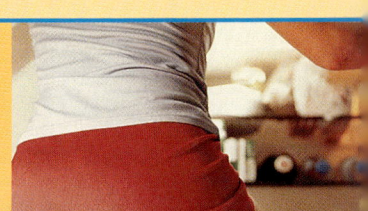

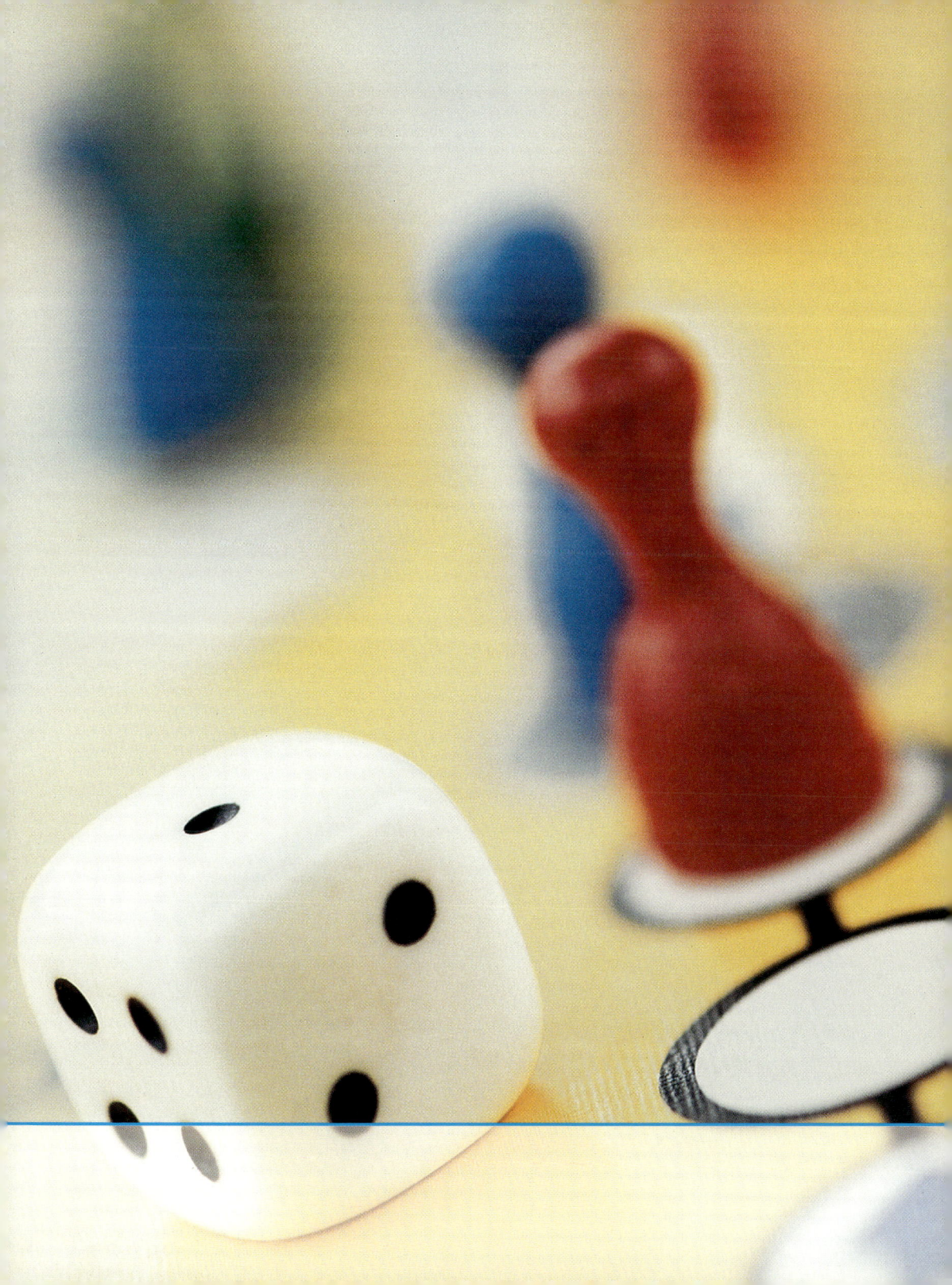

Fettsparen –
so wird's gemacht

Die in Wurst und
Käse versteckten
Fette summieren
sich rasch:
Tee- und Leberwurst
bestehen z. B. zu
mehr als einem
Drittel aus Fett.
Auch Fertigback-
waren und Knabbe-
reien enthalten oft
beträchtliche Fett-
mengen.

In den Rezepten der FIT FOR FUN-Diät stecken jede Menge Genuss und Spaß und dabei gleichzeitig die richtigen Nährstoffe für Fitness und die schlanke Linie. Wer nicht einfach weniger, sondern bewusst anders isst, wird gar nicht merken, dass er auf Diät ist. Und was noch besser ist: Sie können und sollen den neuen schlanken Essstil auf Dauer beibehalten. So wird dem gefürchteten Jo-Jo-Effekt am besten vorgebeugt.

Die FIT FOR FUN-Diät baut auf drei Grundprinzipien auf:

▶ Fett sparen
▶ Essen nach der Jahreszeit
▶ Gesünder und vitaminschonender kochen

Zum Abnehmen muss vor allem die Fettzufuhr reduziert werden. Streben Sie während der aktiven Abnehmphase deshalb 30 bis 50 Gramm Fett pro Tag an. Zum Gewichthalten sollten jedoch 60 bis 80 Gramm nicht überschritten werden. Frauen müssen sich dabei sogar an den unteren Werten orientieren. Ab Seite 129 finden Sie schmackhafte Rezepte mit genauer Fettangabe, die Sie sich im Bau-kastenprinzip selbst zusammenstellen können. Sie ermöglichen es Ihnen, die Fettlimits genau einzuhalten.

Um fetten Sachen aus dem Weg gehen zu können, muss man natür-lich erst einmal wissen, wo sich der geschmeidige Geschmacksträ-ger überall versteckt. Butter und Margarine, die wir aufs Brot streichen, oder Bratfett zu rationieren, ist dabei noch die einfachste Übung. Wurst, Käse und Quark auf Brot z. B. benötigen keine Fettschicht als Unterlage. Darüber hinaus gibt es viele Küchentricks, um mit wenig Fett trotzdem schmackhaft zu kochen. Dennoch sollte man die Substanz nicht grundsätzlich verteufeln, egal ob sie sichtbar oder versteckt ist. Eine Reihe von Lebensmitteln, die zu fast 100 Prozent aus Fett bestehen, sind dennoch ausgesprochen wertvoll: Pflanzenöle etwa steuern für die Gesundheit unerlässliche einfach und mehrfach ungesättigte Fettsäuren sowie das fettlösliche Schutzvitamin E bei. Auch bei fettreichen Fischen wie Makrele, Lachs und Hering sollte man eine Ausnahme machen: Sie enthalten mehrfach ungesättigte Omega-3-Fettsäuren, die das Blut fließfähig und die Blutgefäße gesund erhalten. Fett ist eben nicht gleich Fett!

Die große FIT FOR FUN-Fetttabelle

Sinnvolles Fettsparen setzt vor allem fundierte Lebensmittelkenntnisse voraus, denn ungefähr die Hälfte des Fetts, das täglich verzehrt wird, stammt aus Lebensmitteln, bei denen man es gar nicht vermuten würde. Damit Sie sich einen Überblick verschaffen können, haben wir für Sie über 350 Lebensmittel aufgelistet – mit ihrem absoluten Fettgehalt und, was im Alltag besonders praktisch ist, dem Fettanteil an der Kalorienmenge in Prozent (alle Werte sind dabei gerundet). Die Liste ist alphabetisch sortiert und nach Lebensmittelgruppen geordnet. Alle Angaben beziehen sich auf 100 Gramm, sofern nicht »Stück« oder »Portion« angegeben ist. Die Lebensmittelgruppen im Überblick:

Gewöhnen Sie sich an, die Angaben zu den Inhaltsstoffen beim Einkauf von verpackten Lebensmitteln sorgfältig zu lesen. Sie werden staunen, wie viele Stoffe in ihnen verarbeitet sind.

▸ Brot, Gebäck, Getreide
▸ Fisch und Fischerzeugnisse
▸ Fleisch, Geflügel, Wurst
▸ Gemüse, Kräuter, Hülsenfrüchte
▸ Getränke mit/ohne Alkohol
▸ Imbiss, Snacks, Fertiggerichte

▸ Eier und Eierspeisen
▸ Milch, Milchprodukte, und Käse
▸ Obst und Obstsäfte
▸ Süßes, Schokolade
▸ Nüsse, Samen, Knabbereien
▸ Öle, Speisefette, Saucen

Unter der Lupe – der Fettgehalt

	kcal	Fettanteil (g)	Fettkalorien (%)
Brot, Gebäck, Getreide			
Apfelkuchen, 1 Stück	140	3	22
Baumkuchen, 1 Stück	300	17	51
Bienenstich, 1 Stück	250	14	51
Brötchen, 1 Stück	110	0,9	7
Buchstabenkekse	75	0	0
Butterkekse, 5 Stück	100	5	45
Christstollen, 1 Stück	205	10	44
Cornflakes	360	0,6	2
Croissant, 1 Stück	410	26	59
Dominosteine, 5 Stück	220	8	33
Doppelkeks, schokogefüllt	360	15	38
Eiernudeln, gekocht	145	1	7
Elisenlebkuchen, 3 Stück	495	15	27
Erdbeersahnetorte, 1 Stück	200	10	47
Früchtebrot, 1 Stück	120	2	15
Haferflocken	375	7	17
Honigkuchen, 1 Stück	235	3	12
Käsekuchen, 1 Stück	320	17	48
Kekse, gemischt	460	16	32
Knäckebrot, Roggen	320	1	4
Kokosmakronen	200	8	36
Marmorkuchen, 1 Stück	410	21	48
Mürbeteiggebäck	500	25	47
Müslikekse	100	5	45
Müslimischung mit Nüssen	400	12	27
Naturreis, gekocht	130	0,8	6
Nussecken	490	28	53
Nussprinten, 5 Stück	450	20	40
Pfeffernüsse, 4 Stück	80	0	0
Roggenbrötchen	250	1	4

Wenn Sie selbst Kuchen backen, sollten Sie leichte Biskuit- und Hefeteige mit Obstbelag bevorzugen. Sie enthalten weitaus weniger Fettkalorien als die butterreichen Rühr- und Mürbeteige.

Unter der Lupe – der Fettgehalt

	kcal	Fettanteil (g)	Fettkalorien (%)
Roggenmehl, Type 1150	320	1	4
Roggenvollkornbrot	210	1	5
Sahnetorte, 1 Stück	365	25	62
Salzstangen	350	0,5	1
Sesambrötchen	280	3	11
Schokokekse, gefüllt, 3 Stück	390	24	55
Schwarzwälder Kirsch, 1 Stück	440	20	41
Schwarz-Weiß-Kekse, 5 Stück	180	10	50
Spekulatius, 5 Stück	225	10	40
Spritzgebäck	200	12	54
Toastbrot	270	4	15
Vanillekipferl, 4 Stück	160	8	45
Vollkornbrötchen	230	2	7
Vollkornkekse, 5 Stück	125	5	36
Vollkornnudeln, gekocht	140	2	10
Vollkorntoast	240	3	11
Weizen, Vollkorn	320	2	6
Weizenkleie	190	5	23
Weizenmischbrot	240	1	4
Zimtsterne, 4 Stück	240	8	30

Fisch und Fischerzeugnisse

Aal, geräuchert	350	29	76
Fischstäbchen, frittiert	210	10	42
Forelle	110	3	23
Hering	250	18	66
Heringsfilet in saurer Sahne	105	5	44
Heringsfilet in Tomatensauce	205	15	68
Heringsstipp	285	27	88
Hummer, ausgelöst	90	2	21
Kabeljau	80	0,4	5

Berüchtigte Dickmacher sind Erdnüsse, Chips und Pralinen, die man gedankenlos vor dem Fernseher knabbert. Frische Gemüsestreifen mit einem Kräuterquark zum Dippen beschäftigen Hände und Zähne genauso gut und liefern außerdem Eiweiß und Vitamine.

Unter der Lupe – der Fettgehalt

	kcal	Fettanteil (g)	Fettkalorien (%)
Krabben	105	2	13
Lachs	220	14	58
Languste	90	1	11
Makrele, geräuchert	240	16	41
Miesmuscheln, ausgelöst	55	1	22
Ölsardinen, Konserve	240	14	55
Rotbarsch	115	4	29
Schellfisch	80	0,1	1
Scholle	80	0,8	9
Scholle, paniert	290	20	63
Seelachs	90	0,8	8
Seezunge	90	1	15
Steinbeißer	95	3	27
Steinbutt	90	2	18
Thunfisch	240	16	60
Thunfisch, Konserve in Öl	300	21	64
Tiefseegarnelen, Konserve	95	1	12
Tintenfisch	80	0,9	11
Tintenfisch, paniert	315	26	78
Zander	90	0,7	7

Fleisch, Geflügel, Wurst

Bierschinken	180	12	62
Blutwurst	425	39	84
Brathähnchen	350	29	76
Brühwürstchen	250	19	69
Cervelatwurst	485	43	83
Corned beef	155	6	36
Ente, mit Haut	430	43	92
Eisbein	180	11	56
Fleischkäse, gebraten	420	40	89

Wenn Sie gern Fischkonserven zu Salaten oder aufs Brot essen: Wählen Sie in Salz- oder Essiglake eingelegte Sorten. Thunfisch oder Sardinen in Öl sowie Hering in Cremesauce bringen unverhältnismäßig viele Fettkalorien auf den Tisch.

Unter der Lupe – der Fettgehalt

	kcal	Fettanteil (g)	Fettkalorien (%)
Fleischwurst	315	27	79
Frankfurter Würstchen	280	24	81
Frikadelle	185	10	49
Gans, mit Haut	390	34	79
Geflügelwurst	265	18	64
Hähnchenbrust	110	1	9
Kalbfleisch, mager	100	0,8	7
Kasseler Aufschnitt	270	18	60
Lachsschinken	320	20	57
Lammkeule	240	19	72
Leberwurst, fein	370	34	85
Mettwurst, streichfähig	395	37	86
Mortadella	365	33	83
Nürnberger Würstchen	290	23	75
Putenbrust	115	1	8
Rehrücken	130	4	25
Rindergulasch mit Sauce	120	5	42
Rinderfilet	120	4	31
Rinderhack	170	9	50
Rinderroulade mit Sauce	175	12	61
Rindersteak mit Kräuterbutter	340	27	72
Schabefleisch (Tatar)	110	3	22
Salami	425	36	79
Schinken, gekocht	215	11	48
Schinken, geräuchert	290	16	51
Schweinefilet	110	2	17
Schweinehack	180	11	57
Schweinekotelett	175	10	52
Schweinekotelett, paniert	250	14	52
Schweineschnitzel	110	2	17
Speck, durchwachsen	400	36	83

Bei Wurstwaren gilt die Faustregel: je feiner verarbeitet, desto fetter! Streichwurst, feine Salami oder Mettwurst sind Spitzenreiter beim Fettgehalt. Leichtere Alternativen: Sülzen, Geflügelwurst, magerer Kochschinken.

Unter der Lupe – der Fettgehalt

	kcal	Fettanteil (g)	Fettkalorien (%)
Sülze	230	17	69
Teewurst	370	33	82
Wachtel	120	2	18
Weißwurst	300	27	85
Wildschwein	120	4	32

Gemüse, Kräuter, Hülsenfrüchte

	kcal	Fettanteil (g)	Fettkalorien (%)
Aubergine	15	0,2	11
Austernpilze	10	0,4	34
Blumenkohl	20	0,3	13
Bohnen, grün	35	0,2	5
Bohnen, weiß, getrocknet	300	2	5
Bratkartoffeln	160	8	46
Champignons	15	0,3	19
Chicorée	15	0,2	12
Eichblattsalat	10	0,2	17
Endiviensalat	10	0,2	19
Erbsen, grün	85	0,5	6
Erbsen, Konserve	75	0,4	5
Feldsalat	15	0,4	25
Grünkohl	35	0,9	23
Gurke	10	0,1	8
Kartoffelchips	550	40	68
Kartoffelklöße	100	1	10
Kartoffelkroketten	270	18	62
Kartoffelpuffer	290	19	61
Kohlrabi	25	0,1	4
Kürbis	25	0,1	4
Linsen, Konserve	100	0,4	4
Möhren	30	0,5	16
Ofenkartoffel mit Butter	120	8	67

Hülsenfrüchte haben eine besonders günstige Nährstoffbilanz und sind gut dazu geeignet, Fleisch zu ersetzen. Sie sättigen durch einen hohen Ballaststoffgehalt, versorgen den Organismus mit Eiweiß und Vitaminen und enthalten gesundheitsfördernde bioaktive Pflanzenstoffe.

Unter der Lupe – der Fettgehalt

	kcal	Fettanteil (g)	Fettkalorien (%)
Paprika, rot	32	0,4	12
Petersilie	25	0,4	15
Pfifferlinge	10	0,5	42
Pommes frites	270	13	45
Pommes frites, Ofen	260	10	35
Radicchio	10	0,2	14
Radieschen	15	0,1	7
Rosenkohl	35	0,3	8
Rotkohl	20	0,2	9
Salzkartoffeln	75	0,3	4
Sauerkraut	10	0,2	14
Schnittlauch	30	0,4	24
Sojasprossen	60	1	19
Spargel	20	0,4	22
Spinat	15	0,3	19
Tofu	75	4	54
Tomaten	20	0,2	10
Weißkohl	25	0,2	7
Zitronenmelisse	45	0,6	12
Zucchini	20	0,4	21
Zuckermais, Konserve	90	1	13

Getränke mit und ohne Alkohol

	kcal	Fettanteil (g)	Fettkalorien (%)
Apfelsaftschorle	25	0	0
Apfelwein	46	0	0
Bier, Pils	42	0	0
Champagner	72	0	0
Colagetränk	46	0	0
Diätbier	27	0	0
Gemüsesaft	17	0,1	5
Kaffee, schwarz	2	0	0

Das unterschätzte Sauerkraut ist ein echter Fitmacher: Es ist nicht nur reich an Vitamin C, sondern es unterstützt durch seinen Gehalt an Milchsäure auch die Darmflora und das Immunsystem.

Unter der Lupe – der Fettgehalt

	kcal	Fettanteil (g)	Fettkalorien (%)
Kaffee, mit Milch und Zucker	36	0,4	10
Malzbier	52	0	0
Mineralwasser	0	0	0
Multivitaminnektar	47	0,1	2
Rot- und Weißwein	80	0	0
Tee	0	0	0
Tomatensaft	17	0,1	5
Weizenbier	43	0	0
Zitronenlimonade	33	0	0

Imbiss, Snacks, Fertiggerichte

	kcal	Fettanteil (g)	Fettkalorien (%)
Big Mäc, 1 Stück	505	26	46
Cheeseburger, 1 Stück	300	13	39
Chefsalat, mit Dressing	310	24	67
Chicken McNuggets, 6 Stück	205	12	53
Croque Monsieur, 1 Stück	280	12	52
Currywurst, Portion	440	35	72
Dönerkebab, Portion	410	15	33
Erbseneintopf mit Wurst	110	6	51
Fischbrötchen, 1 Stück	310	16	46
Frikadelle mit Brot, 1 Stück	300	13	39
Gemüse Mäc, 1 Stück	490	25	46
Gemüse McNuggets, 1 Portion	270	17	47
Grillhähnchen, 1 Hälfte	600	35	53
Gulaschsuppe	65	3	45
Hamburger, 1 Stück	260	11	38
Hot dog, Portion	350	22	57
Kartoffelsalat	120	5	39
Kartoffelsalat mit Mayonnaise	480	24	45
Linseneintopf mit Wurst	110	1	9
Nasi-Goreng	240	10	39

Ab und zu Pommes oder ein Hamburger sind in Ordnung, solange Sie bei den anderen Mahlzeiten des Tages Vitamine und Mineralstoffe tanken.

Unter der Lupe – der Fettgehalt

	kcal	Fettanteil (g)	Fettkalorien (%)
Nudelsalat	145	4	28
Salamipizza, 1 großes Stück	585	31	48
Pizzabaguette, 1 Stück	360	17	43
Pommes rot-weiß	320	13	37
Ravioli mit Tomatensauce	90	3	29
Reissalat	130	5	37
Schaschlikspieß, Portion	310	26	75
Spaghetti Bolognese	225	9	35
Wurst-Käse-Salat	330	26	74
Würstchen mit Brot, Portion	360	22	55
Würstchen im Schlafrock, 1 Stück	460	34	67

Eier und Eierspeisen

	kcal	Fettanteil (g)	Fettkalorien (%)
Frühstücksei, 1 Stück	90	6	63
Omelett	191	16	80
Rührei	174	14	74
Spiegelei	220	18	77

Milch, Milchprodukte, Käse
(Prozentangaben bei Käse: Fett in der Trockenmasse)

	kcal	Fettanteil (g)	Fettkalorien (%)
Blauschimmelkäse, 50 %	360	30	76
Brie, 45 %	280	22	72
Butterkäse, 30 %	245	15	58
Buttermilch	40	0,5	12
Camembert, 45 %	300	22	69
Crème fraîche	290	30	96
Dickmilch, vollfett	65	3	48
Doppelrahmfrischkäse, 60 %	350	32	83
Edamer, 40 %	330	23	66
Emmentaler, 45 %	400	30	69

Käse verändert während der Reifung seine Zusammensetzung. Um eine gleichbleibende Bezugsgröße zu haben, gibt man den Fettgehalt in Prozent der Trockenmasse an (Fett i. Tr.). Der wirkliche (absolute) Fettgehalt liegt bei allen Sorten niedriger. Ein Schnittkäse mit 50 % Fett i. Tr., der etwa zur Hälfte aus Wasser besteht, enthält nur etwa 25 Gramm Fett absolut.

Unter der Lupe – der Fettgehalt

	kcal	Fettanteil (g)	Fettkalorien (%)
Eiscreme	205	10	45
Fruchtjoghurt	100	3	23
Fruchtjoghurt, mager	70	0,1	1
Früchtequark, mager	100	0,2	2
Gouda, 45 %	365	26	72
Harzer Käse, 10 %	130	0,7	5
Hüttenkäse, 10 %	90	3	30
Joghurteis	140	3	20
Joghurt, fettarm	50	1,5	25
Joghurt, mager	40	0,1	2
Joghurt, vollfett	70	4	47
Kaffeesahne	120	10	79
Kefir, mit Sahne	125	10	74
Kondensmilch	115	4	33
Magerquark	75	0,2	3
Milch, 3,5 %	70	4	49
Milch, 1,5 %	50	1,5	31
Milchspeiseeis	150	4	26
Mozzarella	260	20	72
Parmesan	395	26	61
Raclettekäse, 48 %	345	28	75
Roquefort, 52 %	380	31	75
Sahnequark, 40 %	165	11	64
Sauerrahm (Schmand), 24 %	240	24	92
Saure Sahne	120	10	77
Schafskäse, 40 %	220	16	68
Schichtkäse, 10 %	80	2	23
Schlagsahne, 30 %	320	32	93
Schmelzkäse, 30 %	220	14	57
Schokomilch	95	2	24
Tilsiter, 45 %	330	25	72
Ziegenkäse	280	22	72

Wem Magerquark eine zu trockene Angelegenheit ist, der kann ihn mit einem kleinen Schuss Mineralwasser und etwas Joghurt cremiger machen. Besonders locker wird das Ganze, wenn man es mit dem Handrührer kurz aufschlägt.

Unter der Lupe – der Fettgehalt

	kcal	Fettanteil (g)	Fettkalorien (%)
Obst und Obstsäfte			
Ananas	55	0,2	3
Apfel	55	0,4	7
Apfelsaft	55	0	0
Aprikose	45	0,1	2
Aprikose, getrocknet	250	0,5	2
Avocado	230	24	96
Banane	90	0,2	2
Brombeere	65	1	15
Dattel, getrocknet	280	0,5	2
Erdbeere	33	0,4	11
Feige, getrocknet	240	1	5
Grapefruit	40	0,1	2
Grapefruitsaft	50	0,1	2
Himbeere	35	0,3	8
Kirsche, sauer	55	0,5	8
Kirsche, süß	60	0,3	4
Kiwi	55	0,6	11
Mandarine	45	0,3	6
Mango	60	0,5	8
Nektarine	40	0,1	2
Olive, grün, eingelegt	140	14	91
Olive, schwarz, eingelegt	145	14	86
Orange	40	0,2	4
Orangensaft	45	0,2	4
Papaya	10	0,1	8
Pfirsich	40	0,1	2
Pflaume	50	0,2	4
Preiselbeeren, Glas, gesüßt	180	0,3	2
Rosinen	280	0,6	2
Wassermelone	40	0,2	5
Weintraube, weiß	70	0,3	4

Experimentieren Sie auch einmal mit exotischen Früchten für Salate oder Desserts. Gerade im Winter, wenn heimische Früchte rar sind, sorgen sie für eine willkommene Abwechslung.

Unter der Lupe – der Fettgehalt

	kcal	Fettanteil (g)	Fettkalorien (%)
Süßes, Schokolade			
After Eight, 5 Stück	225	5	29
Ballisto, 1 Stück	210	12	51
Banjo, 1 Stück	170	11	58
Bounty, 1 Stück	145	8	50
Capri, 1 Stück	55	0	0
Cornetto Nuss, 1 Stück	220	14	57
Domino, 1 Stück	135	8	53
Duplo, 1 Stück	100	6	54
Ferrero Rocher, 3 Stück	225	15	60
Fruchtbonbons, 3 Stück	55	0	0
Fruchtzucker	400	0	0
Geleefrüchte, 5 Stück	170	0	0
Gummibärchen, 10 Stück	70	0	0
Hanuta, 1 Stück	120	7	53
Honig	300	0	0
Kandierte Frucht, 1 Stück	125	0	0
Karamellen, 3 Stück	60	0	0
Kaugummi, 1 Stück	12	0	0
Konfitüre	250	0	0
Lakritzkonfekt, 10 Stück	100	0	0
Lakritzschnecken, 3 Stück	135	0	0
Magnum, 1 Stück	295	20	61
Mars, 1 Stück	275	11	36
Marzipan	500	25	47
Milchschokolade	550	32	53
Milchschokolade mit Nuss	570	36	60
Milky Way, 1 Stück	135	5	33
Mon Chéri, 3 Stück	150	6	36
Müsliriegel, 1 Stück	410	19	43

Honig ist vielleicht etwas gesünder als Zucker. Betrachten Sie ihn trotzdem als Süßigkeit, und dosieren Sie ihn stets sparsam.

Unter der Lupe – der Fettgehalt

	kcal	Fettanteil (g)	Fettkalorien (%)
Negerkuss, 2 Stück	180	6	30
Nogger, 1 Stück	270	21	70
Nuss-Nougat-Creme	540	31	53
Nuts, 1 Stück	260	11	38
Pralinen	420	5	12
Snickers, 1 Stück	310	17	49
Traubenzucker	400	0	0
Trüffelpralinen, 3 Stück	210	12	51
Twix, 1 Stück	140	7	45
Weinbrandbohnen, 3 Stück	90	6	60
Weiße Schokolade	530	31	54
Zartbitterschokolade	505	34	63
Zucker	400	0	0

Nüsse, Samen, Knabbereien

	kcal	Fettanteil (g)	Fettkalorien (%)
Cashewkerne	590	42	64
Chips	500	32	56
Erdnüsse, geröstet und gesalzen	600	53	82
Erdnussbutter	620	54	80
Erdnussflips	560	35	56
Haselnüsse	680	62	85
Käsegebäck	435	32	66
Kokosnuss	375	37	87
Kräcker	450	14	28
Leinsamen	395	31	73
Macadamianüsse	750	78	93
Mandeln	230	20	81
Maronen	195	2	9
Paranüsse	700	67	86

Nüsse sind wahre Fettbomben, aber auch besonders hochwertige Nahrungsmittel. Sie müssen nicht völlig darauf verzichten, sollten sie aber nur in kleinen Mengen essen. Im Frühstücksmüsli geben sie einen lang anhaltenden Energieschub.

Unter der Lupe – der Fettgehalt

	kcal	Fettanteil (g)	Fettkalorien (%)
Pinienkerne	690	69	90
Pistazien, geröstet und gesalzen	595	50	77
Salzstangen	350	0,5	1
Sesamsamen	590	58	91
Sonnenblumenkerne	605	49	75
Walnusskerne	680	63	85

Öle, Speisefette, Saucen

	kcal	Fettanteil (g)	Fettkalorien (%)
Butter	770	83	100
Curryketchup	185	0,2	1
Distelöl	925	99,5	100
Halbfettmargarine	380	40	98
Gänseschmalz	950	99,5	98
Kokosfett	925	99	100
Maiskeimöl	930	99,9	100
Margarine	745	80	100
Mayonnaise	775	80	96
Olivenöl	925	99,6	100
Pesto	595	57	88
Salatmayonnaise	510	51	93
Sauce béarnaise	460	42	85
Schaschliksauce	67	2	31
Senf	105	6	53
Schweineschmalz	950	99,7	98
Sojasauce	70	0,6	8
Thousand-Islands-Sauce	296	26	82
Tomatenketchup	110	0,3	3
Weizenkeimöl	925	99,5	100
Zigeunersauce	65	1	14

Fertigsaucen und -ketchups enthalten meist zu viel Fett, Salz, Zucker und Konservierungsmittel. Außerdem überziehen sie Speisen mit einem Einheitsgeschmack und übertönen das Eigenaroma der frischen Zutaten. Tipps für abwechslungsreiche Dressings finden Sie auf Seite 139ff.

Wie Sie die Tabelle interpretieren

Warum zwei verschiedene Fettangaben? Der absolute Fettgehalt besagt ganz einfach, wie hoch der Fettanteil eines Lebensmittels in Bezug auf sein Gewicht ist. Der Wert gibt also an, wie viel Gramm Fett pro 100 Gramm enthalten sind. Butterkekse enthalten beispielsweise elf Gramm Fett pro 100 Gramm. Wenn Sie 50 Gramm Butterkekse essen, haben Sie also fünfeinhalb Gramm Fett zu sich genommen. Diese Angaben erleichtern es Ihnen, Ihr persönliches Fettkonto zu führen und die angegebenen Tagesrichtwerte einzuhalten.

Die Fettkalorien in Prozent dagegen besagen, wie hoch der Fettanteil in Prozent in Bezug auf die Gesamtkalorien eines Lebensmittels ist. Der Kaloriengehalt setzt sich bei allen Lebensmitteln zusammen aus Kohlenhydratkalorien, Eiweißkalorien, Fett- und Alkoholkalorien. Dabei fallen die Fettkalorien am stärksten ins Gewicht, da ein Gramm Fett ca. neun Kilokalorien entspricht, ein Gramm Eiweiß oder Kohlenhydrate jedoch nur etwa vier Kilokalorien.

Günstig sind Lebensmittel, bei denen der Fettkalorienanteil nicht über 30 Prozent hinausgeht. Schlagsahne z. B. enthält etwa 32 Gramm Fett pro 100 Gramm. Prozentual macht das Fett jedoch über 90 Prozent der Kalorien aus. Dieser Wert ermöglicht es Ihnen also, auf einen Blick die Fettkonzentration des betreffenden Lebensmittels zu erfassen. Bevorzugen Sie diejenigen mit einem günstigen Quotienten.

Die Kalorien sind nur die halbe Wahrheit

Viele kalorienreiche Lebensmittel schneiden danach nämlich trotzdem ganz gut ab, weil bei ihnen eben der Hauptanteil aus Kohlenhydrat- oder Eiweißkalorien stammt. Beispiel: 100 Gramm Haferflocken enthalten zwar 375 Kilokalorien, also relativ viel, aber nur knapp 18 Prozent Fettkalorien. Weil eben hauptsächlich Kohlenhydrate und etwas pflanzliches Eiweiß drinstecken.

Wenn Sie sich eine Zeit lang mit den Fettkalorien der verschiedenen Nahrungsmittel beschäftigt haben, wissen Sie schnell, was zu Ihrer Fit-Ernährung passt und was nicht. Komplizierte Berechnungen und Tagespläne können Sie vergessen.

Natürlich kombinieren wir in der täglichen Ernährung fettarme und fettreiche Lebensmittel. Trotzdem: Wer nur Produkte mit 40 Prozent und mehr Fettkalorien futtert, schafft die fitness- und figurfreundliche 30 Prozentgrenze kaum. Und die 24 Prozent Fettkalorien im Schnittlauch sollten Sie weniger beunruhigen als die 45 Prozent Fettkalorien in Pommes frites. Schließlich ist Schnittlauch kalorientechnisch ein Leichtgewicht, und Sie essen in der Regel nur wenige Gramm davon. Eine Portion Pommes frites dagegen hat gleich 150 Gramm. Beziehen Sie also die Menge, die Sie von einem Lebensmittel zu sich nehmen, in die Beurteilung mit ein.

Die kleinen Tricks der leichten Küche

Der erste Schritt zur neuen Ernährung heißt natürlich: fettreiche Lebensmittel meiden. Mit Hilfe des absoluten Fettgehalts können Sie die tägliche Fettzufuhr gut kontrollieren.

Wenn Sie zusätzlich folgende Tipps beherzigen, fällt es Ihnen noch leichter, sich fettarm zu ernähren:

▸ **Dünsten statt braten** Fisch am besten gedünstet, pochiert oder gegrillt verzehren. So bleibt er fettarm und doch schmackhaft. Eine weitere fettsparende Möglichkeit: in Pergamentpapier gewickelt im Backofen garen.

▸ **Kaltes Fett schwimmt oben** Flüssige fetthaltige Speisen wie Brühe, Saucen und Eintöpfe über Nacht abkühlen lassen und das erstarrte Fett von der Oberfläche abnehmen.

▸ **Wok statt Pfanne** Kochen Sie chinesisch. Im Wok, dem Universalgerät der Asienküche, gart alles knackig frisch und ohne viel Fett.

▸ **Schokolade lieber flüssig** Kakao enthält weniger Fett als Schokolade und dafür mehr Kalzium. Wahre Genießer löffeln den Kakao, damit sie mehr vom Schokoerlebnis haben.

Küchenprofis entfetten Brühen und Saucenfonds auch mit dieser Schnellmethode: Eiswürfel werden in ein sauberes Küchentuch gepackt und die Enden fest zusammengedreht. Mit der eisigen Unterseite des Beutels fährt man zügig über die Oberfläche der Brühe, wobei das erstarrte Fett am Küchentuch hängen bleibt.

▶ **Thunfisch nur aus dem Wasser** Thunfisch schmeckt vorzüglich, ist mineralstoffreich und enthält viel wertvolles Eiweiß. Die ideale Ergänzung zu Brot und Salat oder als Pizzabelag, vor allem, wenn er in Wasser konserviert statt in Öl eingelegt ist.

▶ **Brühe als Basis** Statt Gemüse in Öl anzubraten, können Sie es auch in Brühe dünsten. Besonders intensiv schmeckt beispielsweise selbst gemachte Gemüsebrühe mit in einer Pfanne ohne Fett gerösteten Zwiebeln und Knoblauch.

▶ **Dämpfen dämpft den Fettverbrauch** Bei dieser Kochtechnik werden die Zutaten völlig ohne Zuhilfenahme von Fett im Wasserdampf gegart. Besorgen Sie sich Dämpfeinsätze für Ihre Töpfe.

Leicht und fein statt schwer und fett

Torte muss nicht Sünde sein

Eine mit frischen Früchten belegte Torte ist kein Verstoß gegen die guten Diätsitten, sondern ein leichter, vitaminhaltiger Kohlenhydratsnack. Wenn Sie selbst backen, nehmen Sie eine kleine Form, schneiden Sie kleine Stücke. So hat Ihr Stück Kuchen oder Torte nur halb so viele Kalorien wie das beim Konditor gekaufte Naschwerk.

Zu Beginn einer Ernährungsumstellung lohnt es sich, die Butter (250 Gramm) in 25-Gramm-Portionen aufzuteilen. So können Sie besser kontrollieren, wie viel Sie täglich verzehren.

Ein Stück Kuchen in Ehren kann niemand verwehren – vorausgesetzt, Sie belassen es bei einem Stück ...

Nicht so dick auftragen

Halten Sie die Butter streichfähig. Nehmen Sie sie rechtzeitig vor der Mahlzeit aus dem Kühlschrank. Weich lässt sie sich sparsamer verteilen. Harte Butter wird automatisch dicker aufgetragen.

Frühstücksmüsli selbst mischen

Verzichten Sie auf gesüßte Mischungen mit Nüssen, Schokostückchen und reichlich Trockenfrüchten. Mischen Sie besser Vollkornflocken aus Hafer oder Weizen mit wenig Trockenfrüchten, und geben Sie frisches Obst dazu. Mit Joghurt anrühren. Zucker ist unnötig.

Bratkartoffeln – nein danke

100 Gramm Pommes frites enthalten zwischen 6 und 15 Gramm Fett, Bratkartoffeln schlagen mit bis zu 20 und Kartoffelchips sogar mit satten 40 Gramm Fett zu B(a)uche. Also Kartoffeln nur gekocht, am besten als Pellkartoffeln oder in der Schale als Folienkartoffeln, genießen. Auf diese Weise zubereitet sind sie praktisch fettfrei und haben auch die meisten Vitamine.

Auf fettige Brösel verzichten

Kotelett ist erlaubt, doch kein paniertes. Die Panade an Schnitzel, Kotelett oder Bratfisch saugt Fett auf wie Löschpapier. Schlankheitsbewusste ziehen mit wenig Fett Gegrilltes oder Gebratenes à la nature vor. Meist reicht es, die Grillfläche dünn mit Fett zu bepinseln oder einen Teelöffel Öl in einer beschichteten Pfanne zu verteilen.

Frittierfett hoch erhitzen

Frittiertes ja, aber selten und bei der richtigen Hitze. Bei Temperaturen unter 140 °C saugen Pommes & Co. besonders viel Fett auf. Anschließend auf Küchenpapier gut abtropfen lassen.

Legen Sie sich eine gute beschichtete oder eine Grillpfanne mit geriffeltem Boden zu. Darin kann man weitaus fettärmer braten als in herkömmlichen Pfannen. Sie müssen nur darauf achten, die Beschichtung nicht durch scharfkantige Löffel oder Wender zu zerkratzen.

Schmeckt gar nicht verwässert

Mit kohlensäurehaltigem Mineralwasser cremig gerührter Magerquark ist locker und leicht. Er schmeckt fast genauso gut wie Sahnequark und spart dabei doch erheblich Fett.
Im Supermarkt werden auch Quarksorten mit extrem niedrigem Fettgehalt angeboten, die durch eine spezielle Rührtechnik besonders luftig geschlagen wurden.

Kein Schnäpschen danach

Der berühmte Schnaps nach fettem Essen ist keineswegs ein Fettkiller – im Gegenteil: Der Alkohol fördert sogar die Fettverdauung, indem er die fettspaltenden Verdauungsenzyme bei ihrer Arbeit unterstützt. So kann der Körper das Fett noch viel besser nutzen. Entweder, indem er es in Energie umwandelt. Oder, indem er als Energiespeicher Fettdepots anlegt.
Ein Gläschen in Ehren darf es trotzdem sein, denn nach einem gelegentlichen fettreichen Mahl fördert Alkohol nämlich durchaus die Verträglichkeit des Essens.

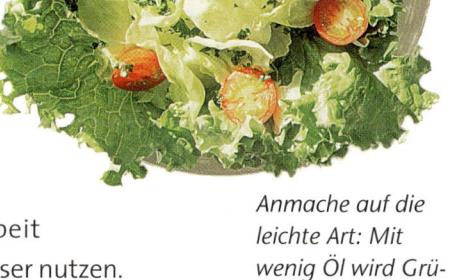

Anmache auf die leichte Art: Mit wenig Öl wird Grünes zum Powerfood.

Brot selbst ist fettarm, aber der Belag macht's. Deshalb: mal statt Butter lieber Tomatenmark, Magerfrischkäse oder Senf versuchen.

Salat nicht in Öl ertränken

Pflanzenöle reichern jeden frischen Salat mit wichtigen Fettsäuren und Vitamin E an, aber bitte nicht einfach aus der Flasche, sondern dosiert zugeben. Die Faustregel: Einem Teelöffel entsprechen dabei etwa fünf Gramm, einem Esslöffel etwa zwölf Gramm Öl. Und wie Sie aus der großen Fetttabelle ersehen können, ist das das pure Fett. Bei angestrebten 30 bis 50 Gramm Fett pro Tag sollten Sie also unbedingt mit dem Teelöffel dosieren.

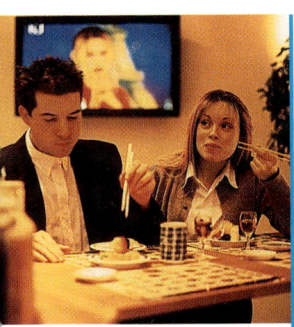

*Figurfalle Restaurant?
Mit der richtigen Aus-
wahlstrategie muss
das nicht sein.*

Wenn die Sahne
doch mal unver-
zichtbar ist: Für viele
Gerichte eignet sich
die fettärmere saure
Sahne ebenso gut
wie Crème fraîche
oder Schlagsahne.
Sie darf erst ganz
zum Schluss zuge-
geben werden, weil
sie sonst beim
Kochen ausflockt.

Businesslunch auf leichte Art

Die italienische Küche bietet als Vorspeise Gemüseantipasti, zum Hauptgang gegrillten Fisch mit Salat, die asiatische Küche glänzt mit Sushi oder Gerichten aus dem Wok – alles fettarm und vitaminreich. Steuern Sie Ihre Geschäftsfreunde öfter mal unmerklich an der »gutbürgerlichen« Küche vorbei.

Nicht an Gewürzen sparen

Butter, Öl und Sahne sind auch Geschmacksträger, die das Aroma der Speisen unterstreichen. Verwenden Sie stattdessen reichlich frische Kräuter und Gewürze. Sie werden so ganz neue Geschmacksnuancen erfahren. Auch Essig, Senf, Sojasauce, Chutney, getrocknete Pilze und (ölfreie) getrocknete Tomaten sind fettarme, aber zugleich intensive Aromaspender.

Pürieren statt legieren

Sahne adieu! Zum Andicken von Saucen, Suppen und Desserts können Sie gekochte Kartoffeln, Tomatenfleisch oder Bananen pürieren und unterziehen. In Salatdressings schmecken pürierte Früchte hervorragend. Probieren Sie es doch mal mit Himbeeressig, Honig, Senf und einer pürierten Orange.

Essen nach der Jahreszeit

Fitnessküche fängt beim Einkauf an. Wenn Sie keinen eigenen Garten haben, müssen Sie natürlich kaufen, was Sie auf dem Markt und im Laden bekommen. Orientieren Sie sich dabei immer an der Jahreszeit. Obst und Gemüse schmecken dann am besten und enthalten die meisten Nährstoffe, wenn sie Saison haben. Damit Sie in den Genuss der wertvollen Inhaltsstoffe kommen, lassen Sie Grünzeug,

Salate und Früchte nicht lang herumliegen. Deshalb am besten mehrmals wöchentlich frisch einkaufen. Produkte der Region haben meist kürzere Transportwege und können reifer geerntet werden. Das wirkt sich deutlich auf Geschmack und Nährwert aus. Falsche Lagertemperaturen, zu langes Lagern und zu lange Zubereitungszeiten können bei Obst und Gemüse zu erheblichen Vitaminverlusten führen.

Obst und Gemüse	Januar	Februar	März	April	Mai	Juni	Juli	August	September	Oktober	November	Dezember
Äpfel							□	■	■	■	■	■
Aprikosen							■	■	■			
Birnen								■	■	■	■	
Brombeeren							■	■	■			
Erdbeeren					■	■	■	□				
Eichblattsalat					■	■	■	■	■	□		
Endiviensalat								■	□	■		
Feldsalat	□	□	□									
Grüne Bohnen							■	■	■	■		
Himbeeren							■	■	■			
Johannisbeeren							■	■				
Kartoffeln								■	■	■	■	■
Kirschen						■	■	■				
Kohlrabi					■	■	■	■	■	■		
Kopfsalat					■	■	■	■	■			
Kürbis								■	■	■		
Lauch	■						□					
Möhren						■	■	■	■	■		
Pfirsiche								■	□			
Pflaumen								■	■	■		
Preiselbeeren									■	■		
Rosenkohl	■	■	■							■	■	■
Spinat				■	■	□	□					
Tomaten								■	■	■		

In vielen Regionen kann man nach der Saison zusammengestellte Biogemüsekisten abonnieren, die einmal wöchentlich frei Haus geliefert werden.

Der Saisonkalender zeigt Ihnen, wann Sie beim einheimischen Obst und Gemüse zugreifen sollten.

□ *Geringeres Angebot, höhere Preise*

■ *Starkes Angebot, günstigere Preise*

Tiefgekühltes erweitert das Angebot

Unser einheimisches Lebensmittelangebot versorgt uns rund ums Jahr mit vitamin- und mineralstoffreichen Fitmachern. Gewisse jahreszeitliche Engpässe dürfen Sie natürlich durchaus mit exotischem Obst und Südfrüchten überbrücken, die dann in ihrer Heimat Saison haben. Aber Erdbeeren und Spargel um die Weihnachtszeit – das muss wirklich nicht sein!

Frische das ganze Jahr über bietet zusätzlich das Tiefkühlsortiment. Frisches Gemüse der Jahreszeit wird praktisch unmittelbar nach der Ernte schockgefrostet und ist so oft vitaminreicher als manches überlagerte Gemüseangebot aus dem Supermarkt. Außerdem hilft es, bei der Zubereitung Zeit zu sparen.

Ein günstiger Zeitpunkt für eine Ernährungsumstellung ergibt sich oft nach Festtagen wie Weihnachten oder Ostern. Man ist so überfüttert mit süßen und fetten Speisen, dass man es kaum als Verzicht empfindet, die klassischen Dickmacher wegzulassen.

Verbieten Sie sich nichts

Bei herkömmlichen Schlankheitsdiäten heißt es oft: Du darfst dies nicht, du darfst jenes nicht ... Wie wir aber wissen, gewinnt gerade das, was nicht erlaubt ist, an Reiz. Wer sich vornimmt, keine Schokolade mehr zu essen, denkt von diesem Moment an öfter denn je an die süße Versuchung. Andererseits verlieren auch Lieblingsspeisen ihre Attraktivität, wenn wir sie täglich serviert bekommen.

Wie Sie Naschgelüste überlisten

Vielleicht ist es für Sie eine heilsame Übung, bevor Sie mit der Diät beginnen, eine Antischokokur durchzuführen: Wofür würden Sie alles andere stehen und liegen lassen? Ist es Schokolade, Eiscreme oder Sahnetorte? Ab sofort haben Sie die Pflicht, davon täglich eine stattliche Portion zu verdrücken. Sagen wir: eine Tafel Schokolade, eine

Familienpackung Eis und mindestens ein Stück Sahnetorte.
Oje, denken Sie – so soll ich abnehmen? Ganz im Ernst: Diese Thera-
pie ist ausgesprochen erfolgreich. Sobald sich das Vergnügen in eine
Pflicht verwandelt, wandelt sich auch das Verlangen in Ablehnung.
Lassen Sie sich ruhig für diesen Effekt ein bis zwei Wochen lang Zeit.
Der Ernährungspsychologe Prof. Dr. Volker Pudel wendet diesen Trick
im Zusammenhang mit Ernährungsumstellung und Gruppentrai-
ning bei Fettsucht an.

Versuchen Sie es: Danach wird Ihr »Triggerfood« – so nennen die
Amerikaner die Lebensmittel, von denen man partout nicht lassen
kann – seine magische Wirkung verlieren.

Fünfmal täglich Frisches essen

Einmal mehr wird deutlich: Die gesunde Mischung macht's. Beschäftigen Sie sich also nicht ständig mit dem, was Sie nicht essen sollten. Kosten Sie lieber aus, was Sie gern und mit Genuss essen dür-

Nascherei light:
Fruchtgummi ent-
hält kein Fett,
Russisch Brot
ein Gramm pro
100 Gramm,
süßes Popcorn
zwei Gramm pro
40 Gramm und
ein Schokokuss
drei Gramm
pro Stück.

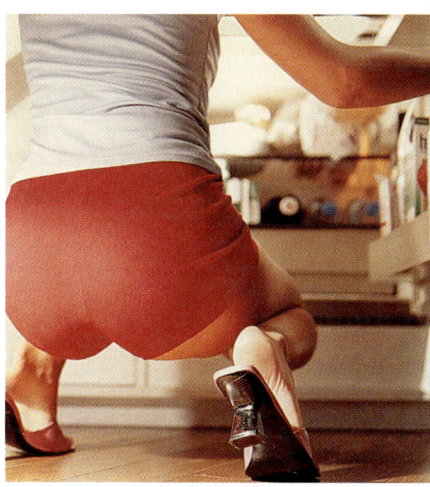

*Wer sich gesund
ernährt, ohne sich zu
kasteien, ist vor Überfäl-
len auf den Kühlschrank
eigentlich gefeit und
darf durchaus auch mal
kleine Naschsünden
begehen.*

Obst und Gemüse in den Ampelfarben

Eine weitere Regel lautet, sich nach den so genannten Ampelfarben zu ernähren. In grünen, gelben, roten Früchten und Gemüsen stecken besonders viele gesundheitsfördernde Stoffe, die eine optimale Schutzwirkung für den Körper versprechen.

Also achten Sie auf eine möglichst vielfältige Versorgung mit den verschiedenfarbigen Früchten der Natur. Wenn Sie sich an die Empfehlungen für eine gesunde Ernährung halten, essen Sie sogar mehr als zuvor, nur eben anders.

Je bunter Ihre Obst- und Gemüseauswahl ist, desto größer ist auch die Vielfalt der gesundheitsschützenden bioaktiven Pflanzenstoffe.

fen. Sie werden feststellen, dass diese Positivliste von Lebensmitteln, die Sie häufiger essen sollten, weitaus umfangreicher ist als die gerade bei Diäten oftmals befürchteten Einschränkungen. Amerikanische Ärzte haben z. B. die Regel »Five a day« aufgestellt – hierzulande heißt sie »Fünf am Tag«. Dahinter steckt die Empfehlung, am besten täglich fünf Obst- und Gemüseportionen einzuplanen. Das kann beispielsweise morgens mit einem Früchtemüsli beginnen, dann eine Frucht als Zwischenmahlzeit, mittags eine Salatportion, nachmittags ein Rohkostteller und abends eine üppige Gemüsebeilage.

Der Aufbau des gesunden Speiseplans

Auf einen Blick: Was unten ist, dürfen wir nach Herzenslust genießen. Je weiter man zur Pyramidenspitze kommt, desto sparsamer sollten wir mit diesen Lebensmitteln umgehen. Innerhalb der einzelnen Stufen und Segmente der Foodpyramide gibt es natürlich noch Unterschiede. So sollten wir bei den Getreideprodukten die aus vollem Korn und beim Käse die Sorten mit weniger Fett bevorzugen.

Kohlenhydrate bilden die Basis

Das amerikanische Modell der Foodpyramide zeigt auf einen Blick, um was es geht: Die Basis für den gesundheitsbewussten Esser sind Getreideerzeugnisse wie Brot, Nudeln, Reis, Müsli und zuckerarme Frühstücksprodukte wie Cornflakes, am besten als Vollkornvariante. Sie sollten den größten Teil der täglichen Nahrung ausmachen, denn sie enthalten kaum Fett, dafür aber viele wertvolle Kohlenhydrate und Ballaststoffe.

Gemüse, Kartoffeln, Salat und Obst stehen an zweiter Stelle der empfohlenen Lebensmittel. Sie liefern Vitamine und andere wichtige Schutzstoffe, die unsere Abwehrkräfte stärken. Milchprodukte, Fleisch, Fisch und Geflügel gehören zwar zu einer ausgewogenen Ernährung, sollten jedoch bloß Ergänzung sein.

Stellen Sie an Ihrem Arbeitsplatz eine Obst- und Gemüseschale auf, aus der Sie sich zwischendurch bedienen können, wenn Sie hungrig werden. Das ist gesünder als noch eine Tasse Kaffee, ein Schokoriegel oder andere Snacks.

Treiben Sie es nicht auf die Spitze! Aber wenn die Basis Ihrer Ernährung stimmt, wird gesundes Essen zum Vergnügen.

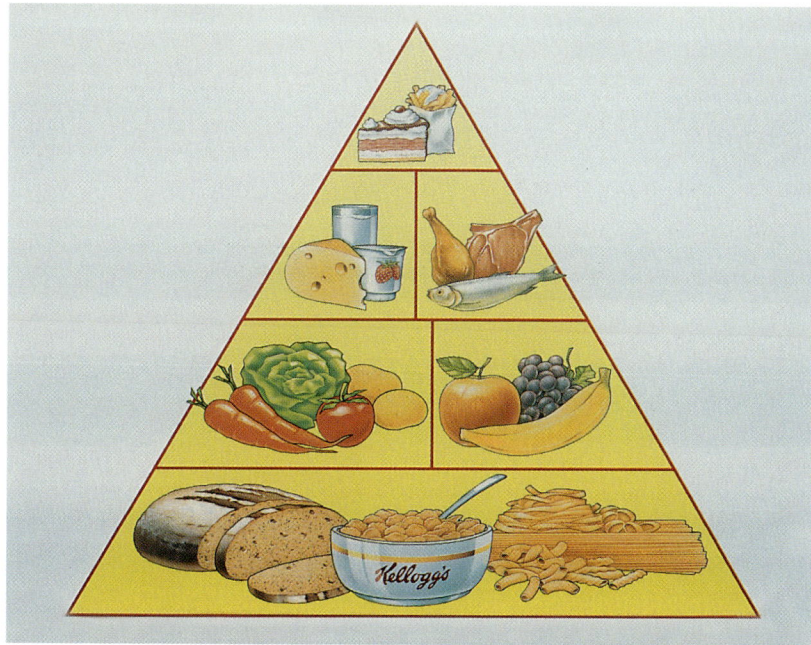

Auch die Zubereitung ist entscheidend

An der Spitze der Pyramide stehen Öl, Butter und andere fettreiche Lebensmittel. Sie sollten nur ganz sparsam genossen werden. Wer sich an diese Regeln hält, dürfte eigentlich keine Gewichtsprobleme haben. Bei vielen Lebensmitteln entscheidet auch die Zubereitung erheblich über Fettgehalt und Fitnessfaktor.

Wählen Sie Pellkartoffeln statt Pommes frites und Obstkuchen (ohne Sahne) statt Buttercremetorte. Auf Letztere werden Sie wahrscheinlich sowieso bald keinen Appetit mehr haben, wenn Sie die empfohlenen Getreide, Obst- und Gemüseportionen verdrücken, die wir Ihnen ans Herz legen.

Was Sie am besten täglich essen sollten

Für folgende Lebensmittel geben wir in der FIT FOR FUN-Diät grünes Licht. Sie sollten sooft wie möglich auf dem Speiseplan stehen, weil sie neben einer sehr hohen Nährstoffdichte an Vitaminen und Mineralstoffen auch noch reichlich gesundheitsfördernde sekundäre Pflanzenstoffe enthalten.

Gemüse

▸ *Brokkoli:* enthält Vitamine, Mineralstoffe und bioaktive Pflanzenstoffe; gilt als essbarer Krebsschutz

▸ *Tomaten:* enthalten Kalium und Lykopin; der rote Farbstoff der Tomate ist ein noch deutlich wirksamerer Zellschutzstoff als Beta-Karotin

▸ *Feldsalat:* enthält Vitamine, Eisen und Magnesium

▸ *Erbsen:* enthalten Eisen, Kalium, Kupfer, Eiweiß und B-Vitamine für starke Nerven

▸ *Sauerkraut:* enthält Vitamin C, Milchsäure sowie Ballaststoffe für einen aktiven und gesunden Darm

Viele fertige Frühstücksprodukte auf Getreidebasis haben einen hohen Zuckergehalt. Wer sich beim Süßen einschränken möchte, sollte pure Getreideflocken mit frischem Obst kombinieren.

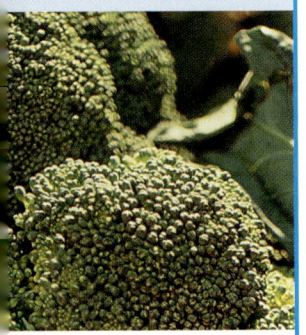

Zarte Brokkoliknospen tun Gesundheit und Gaumen gut.

Obst

▶ *Äpfel:* enthalten Kalium, Pektin und Pflanzenschutzstoffe
▶ *Zitrusfrüchte:* enthalten Vitamin C und Bioflavonoide für ein starkes Immunsystem
▶ *Beerenfrüchte:* enthalten Vitamin C, Karotinoide, Eisen und Pektin
▶ *Kirschen:* enthalten Vitamine, Mineral- und Pflanzenschutzstoffe
▶ *Bananen:* enthalten Stärke, Kalium, Magnesium und B-Vitamine; nach wie vor die Superzwischenmahlzeit schlechthin

Fleisch und Fisch

▶ *Hähnchen- und Putenbrust:* enthalten viel Eiweiß und wenig Fett; reich an Mineralstoffen und B-Vitaminen
▶ *Hering und Makrele:* enthalten Vitamin D, Omega-3-Fettsäuren, Selen, Zink und Jod

Körner und Kerne

▶ *Hafer:* enthält Eiweiß, Vitamin E, Magnesium, Zink und cholesterinsenkende Ballaststoffe
▶ *Roggen:* enthält B-Vitamine, Ballaststoffe und Pflanzenschutzstoffe gegen Darmkrebs

Blattsalate gibt es inzwischen in großer Vielfalt auf dem Markt. Außer Kopf-, Eisberg- und Endiviensalat erhalten Sie auch Radicchio, Feld-, Eichblatt- oder Bataviasalat, um nur einige zu nennen. Das erlaubt vielfältige neue, interessante Salatvariationen.

Den frischesten Fisch gibt's an der Küste. Landratten bekommen z. B. auf Wochenmärkten qualitativ Hochwertiges oder greifen zu Tiefkühlprodukten.

Probieren Sie auch mal Hirse, die ein Grundnahrungsmittel der afrikanischen Völker darstellt. Sie eignet sich sowohl für süße als auch für pikante Gerichte und ist ebenso schnell und leicht zuzubereiten wie Reis. Hirse enthält viele fettlösliche Vitamine, Eiweiß, Mineralstoffe und Spurenelemente.

▶ *Weizen:* enthält B-Vitamine, Magnesium und Ballaststoffe
▶ *Amaranth:* enthält Mineralstoffe, Eiweiß und Eisen
▶ *Sesam:* enthält Kalzium, Eisen, Eiweiß, Magnesium und Zink

Milchprodukte

▶ *Naturjoghurt:* enthält Kalzium, Eiweiß und Milchsäurebakterien, die den Darm gesund erhalten
▶ *Buttermilch:* enthält Kalzium, Eiweiß und Milchsäure und ist dabei ausgesprochen fettarm
▶ *Magerquark:* weist ein optimales Protein-Fett-Verhältnis auf
▶ *Bergkäse:* enthält Kalzium, Zink, B-Vitamine und Eiweiß; der Käse mit den Toppwerten

Getränke

▶ *Grüner und schwarzer Tee:* enthalten antioxidative Polyphenole, also Pflanzenschutzstoffe, die vor Herz-Kreislauf-Problemen und Krebserkrankungen schützen
▶ *Mineralwasser:* enthält Mineralstoffe und Spurenelemente (man sollte magnesium- und hydrogenkarbonatreiches bevorzugen); Flüssigkeit zum kalorientechnischen Nulltarif
▶ *Orangensaft:* enthält Vitamin C und Bioflavonoide
▶ *Rotwein:* enthält Polyphenole, also Pflanzenschutzstoffe, die vor Herz-Kreislauf-Erkrankungen schützen (nur in Maßen trinken!)

Nährstoffe geschickt ausbalancieren

Jedes Lebensmittel kann man in seine Einzelteile zerlegen. Diese Bausteine spielen in unserem Stoffwechsel ganz bestimmte Rollen. Wenn wir Hunger oder Appetit bekommen, greifen wir oft zum Erstbesten, was wir kriegen können. Unser Körper aber benötigt eine Vielfalt unterschiedlicher Nährstoffe, um optimal zu funktionieren.

Die Bausteine gesunder Ernährung

Kohlenhydrate und Fette Aus diesen beiden Substanzen gewinnt der Körper hauptsächlich die Energie für die Aufrechterhaltung aller Stoffwechselfunktionen und seiner Arbeitsleistungen.

Eiweiß bzw. Protein Dieser Stoff wird ebenfalls zur Energiegewinnung herangezogen, erfüllt aber hauptsächlich andere Aufgaben: Er fungiert als Bausubstanz für Zellen, Enzyme und bestimmte Hormone. Als Hauptbestandteil der Muskeln formt Eiweiß unseren Körper.

Mineralstoffe wie Kalzium und Magnesium Sie gehören ebenfalls zu den Körperbausteinen. Ohne Kalzium (Hauptquelle: Milchprodukte) kann keine Knochensubstanz gebildet werden. Magnesium ist ein Hochleistungselement im Stoffwechsel und aktiviert über 300 Enzyme.

Vitamine und Spurenelemente Sie steuern in vielfältiger Weise den Stoffwechsel und sind Schutzstoffe für den Körper. Die wichtigsten: Beta-Karotin (eine Vorstufe von Vitamin A), Vitamin C und E sowie die Spurenelemente Selen und Zink. Die B-Vitamine sind als Koenzymbestandteile an wichtigen Stoffwechselvorgängen beteiligt.

Ballaststoffe Diese unverdaulichen Nahrungsbestandteile spielen eine große Rolle für Hunger und Sättigung. Sie regen die Darmtätigkeit an, sorgen also für eine gesunde Verdauung. Im Zucker- und Fettstoffwechsel haben sie wichtige regulierende Funktionen.

Wasser Das so häufig unterschätzte Nass ist Hauptbestandteil des Körpers und somit unverzichtbares Bauelement. Wasser ist aber auch Medium für den Stofftransport in der Blutflüssigkeit. Außerdem ist es das wichtigste Instrument für die Wärmeregulierung – beim Schwitzen spürt man das am deutlichsten. Genügend Flüssigkeit ist Voraussetzung für gesunde Körperfunktionen insgesamt.

Wer sich nach der FIT FOR FUN-Diät ernährt, braucht keinen Nährstoffmangel zu befürchten. Alle Vitamine, Mineral- und Ballaststoffe sind in ausreichender Menge und idealer Kombination enthalten.

Was die Diät zusätzlich unterstützt

Das Ernährungstagebuch

Ein so genanntes Ernährungstagebuch ist bestens als Hilfsmittel für die Ernährungsumstellung geeignet. Notieren Sie alles, was Sie essen und trinken sowie den Zeitpunkt und eventuell Essanlässe und Stimmungen. Führen Sie solch ein Tagebuch für etwa ein bis zwei Wochen. So lernen Sie Ihre Vorlieben und Schwächen besser kennen und beginnen automatisch, bewusster zu essen. Sie können außerdem erfahren, in welchen Stimmungen Sie sich verstärkt mit Essen trösten und was der Auslöser für unkontrolliertes Futtern sein könnte. Vergleichen Sie Ihre Eintragungen auch mit den Lebensmittelempfehlungen der Food-pyramide und der Hitliste der gesündesten Lebensmittel. Mit einem sorgfältig geführten Essprotokoll können Sie auch anhand der FIT FOR FUN-Fetttabelle auf Seite 96ff. überprüfen, wie viel Fett Sie gegessen haben und wo Ihre persönlichen Fettfallen liegen.

Nehmen Sie Ihr Ernährungstagebuch am besten immer mit. Übergewichtige neigen oft dazu, tagsüber vom Probierhäppchen im Supermarkt bis hin zur angebotenen Praline im Kollegenkreis alles Mögliche völlig gedankenlos zu verspeisen.

So führen Sie Ihre Essprotokolle

Nehmen Sie für jeden Tag ein Blatt Papier, und teilen Sie es wie folgt ein:

Tagesmahlzeit	Lebensmittel	Verzehrte Menge	Essanlass, Stimmung
Z. B. Frühstück	Brötchen	1 Stück	Kein Appetit,
	Butter	1 Teelöffel	Hektik
	Honig	1 Teelöffel	
	Kaffee, schwarz	2 Tassen	

Wichtig Beschreiben Sie die Lebensmittel so genau wie möglich, z. B. Kaffee schwarz oder mit Milch und Zucker, Vollkornbrot, Käse oder Joghurt mit Angabe der Fettprozente. Sie lernen auch etwas über die verzehrten Lebensmittel, wenn Sie sich die Packungen genauer anschauen. Bei den Mengenangaben genügt Stück, Scheibe, Teller, Tasse, Tee-, Esslöffel etc.

Die wichtigsten Portionsgrößen im Überblick

Die Portionsgrößen geben Ihnen einen Anhaltspunkt, wie viel eine normale Portion eines bestimmten Lebensmittels in etwa wiegt. Diese Werte helfen Ihnen, Ihre Kalorien- oder Fettaufnahme zu berechnen.

Nahrungsmittel	1 Portion
▸ Kartoffeln	250 g
▸ Bier	250 g
▸ Gemüse, Pilze	200 g
▸ Milch	200 g
▸ Obst	150 g
▸ Joghurt, Süßspeisen	150 g
▸ Konserven, Suppen	150 g
▸ Frikadelle	150 g
▸ Fisch, Geflügel, Fleisch	100 g
▸ Fertigsalate	100 g
▸ Sprossen, Hülsenfrüchte	75 g
▸ Nudeln	60 g
▸ Eier	60 g
▸ Brot, Gebäck, Mehl, Körner, Flocken	50 g
▸ Quark	50 g
▸ Krabben, Kaviar	50 g
▸ Trockenfrüchte	35 g
▸ Nüsse, Kekse	30 g
▸ Sahne, Käse, Wurst	30 g
▸ Brotaufstriche, Süßwaren	20 g
▸ Keime, Kleie	15 g
▸ Fette, Öle, frische Kräuter	10 g

Maßeinheit	Gewicht
1 Esslöffel Öl, Butter, Margarine	10 g
1 Teelöffel Öl, Butter, Margarine	4 g
1 Würfel Kokosfett	25 g
1 Esslöffel Mayonnaise	12 g
1 Esslöffel flüssige Sahne	15 g
1 Esslöffel geschlagene Sahne	20 g
1 Scheibe Käse	30 g
1 Scheibe Wurst	20–25 g

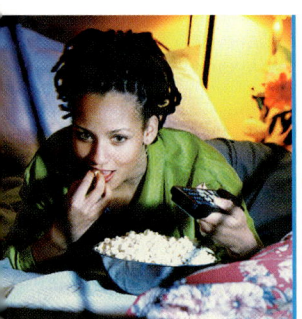

*Eine goldene Regel:
Hauptsache Essen,
TV ist tabu!*

Auch durch bewusst gründliches Kauen stellt sich ein Sättigungsgefühl früher ein. Eine gesunde Fitkost mit knackigem Gemüse und kernigem Getreide gibt Ihren Zähnen außerdem sehr viel mehr zu tun als verkochte Fertiggerichte.

Lenken Sie sich nicht beim Essen ab

Achten Sie zusätzlich darauf, ob Sie über den Tag verteilt richtig essen und trinken. Und noch ein ganz wichtiger Ratschlag: Essen Sie niemals nebenbei! Lenken Sie sich während des Essens nicht ab, z. B. durch Fernsehen oder Zeitunglesen. Oft merken Sie dann gar nicht, dass Sie schon satt sind. Gewöhnen Sie sich an ein festes Essritual. Setzen Sie sich zum Essen hin, und nehmen Sie sich Zeit dafür. Was im Stehen gegessen wird, registriert man oft gar nicht als richtige Nahrungsaufnahme. Ein ganz einfacher, aber wirkungsvoller Trick: Schauen Sie sich jeden Bissen gut an, bevor Sie ihn in Ihrem Mund verschwinden lassen.

Move your body

Die zweite Säule des FIT FOR FUN-Schlankheitsprogramms ist das deutliche Ankurbeln der körperlichen Aktivität. Gesünder essen und bewusst bewegen lässt sich im Alltag oft gut miteinander kombinieren. Erledigen Sie beispielsweise Ihre Einkäufe mit dem Rad, oder gehen Sie abends zu Fuß zum Lieblingsitaliener, statt mit dem Auto zu fahren. Und last but not least kostet auch Küchenarbeit Energie. Andererseits sollte der Arbeitsaufwand beim Kochen nicht derart hoch sein, dass keine Zeit mehr für Ihr Fitnessprogramm bleibt. Deswegen finden Sie im Rezepteteil (siehe Seite 150ff.) vor allem auch einfache und schnelle Gerichte.

Sich bewegen bringt Segen

Ist der gesamte Organismus gut trainiert, kann er insgesamt sehr viel mehr Fett verheizen und schaltet erst bei einer sehr viel höheren Auslastung (etwa bei 75 Prozent) auf Kohlenhydrate um. Toller Nebeneffekt eines durchtrainierten Körpers: Er verbrät schon beträchtliche Mengen der ungeliebten Materie nur beim Treppensteigen, schnellen Gehen, Einkaufen, Rasenmähen etc. An der University of Pittsburgh hat man eine Datenbank angelegt, in der die Daten von 2000 Menschen erfasst sind, die mehr als 15 Kilogramm abgenommen und ihr neues Gewicht länger als ein Jahr gehalten haben. Die Wissenschaftler haben sich die Erfolgsgeschichten genauer angesehen und festgestellt, dass die »Winner« eine gemeinsame Angewohnheit haben: Sie verpowern 2800 Kilokalorien pro Woche durch körperliche Aktivitäten wie Gehen, Radfahren, Joggen, Treppensteigen, Aerobic oder Gewichtheben. Weitere Studien belegen, dass die körperliche Bewegung vor allem dabei hilft, den Diäterfolg zu halten. Damit nicht genug der Vorteile: Mehr Fitness erhalten Sie sozusagen noch als Zugabe. Ausdauertraining schützt Sie nämlich vor Herz-Kreislauf-Erkrankungen und hilft dem Organismus, den HDL-Cholesterin-Wert zu steigern. Das »gute« HDL-2-Cholesterin, das Ablagerungen an den Arterienwänden wieder abbaut, kann nur mit Hilfe von sportlichem Training vermehrt gebildet werden. Außerdem stärkt ein leichtes Ausdauertraining die körpereigenen Abwehrkräfte.

Vielleicht ist für Sie Inlineskaten ja die Neuentdeckung überhaupt? Der Trendsport ist ebenfalls eine fürs Abnehmen günstige Ausdauersportart.

Sport muss vor allem Spaß machen

Wir empfehlen als fettverbrennende Sportaktivitäten für Einsteiger Radfahren, Laufen und Schwimmen. Sehr kreislauf- und gelenkschonend ist auch Walken. Denn schon zügiges Gehen über die richtige Distanz hilft dem Fettstoffwechsel auf die Sprünge.
Setzen Sie sich folgendes Ziel: 30 bis 40 Minuten mindestens dreimal in der Woche. Aber am Anfang langsam angehen lassen! Und bedenken Sie: Auch wenn es noch so wenig ist, jede Bewegung ist besser als keine. Spaziergänge am Strand, Federballspielen und alles, was Ihnen Spaß machen könnte, bringt ebenfalls wertvolle Punkte auf Ihrer Kalorienbilanz!

Nie wieder Kalorien zählen! Mit dem
Baukastensystem ist es ein Leichtes,
sich einen individuellen Schlemm-dich-
schlank-Plan zusammenzustellen.

Kochen à la
FIT FOR FUN

Das Fit-statt-fett-
Ernährungsprogramm

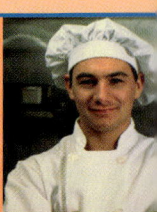

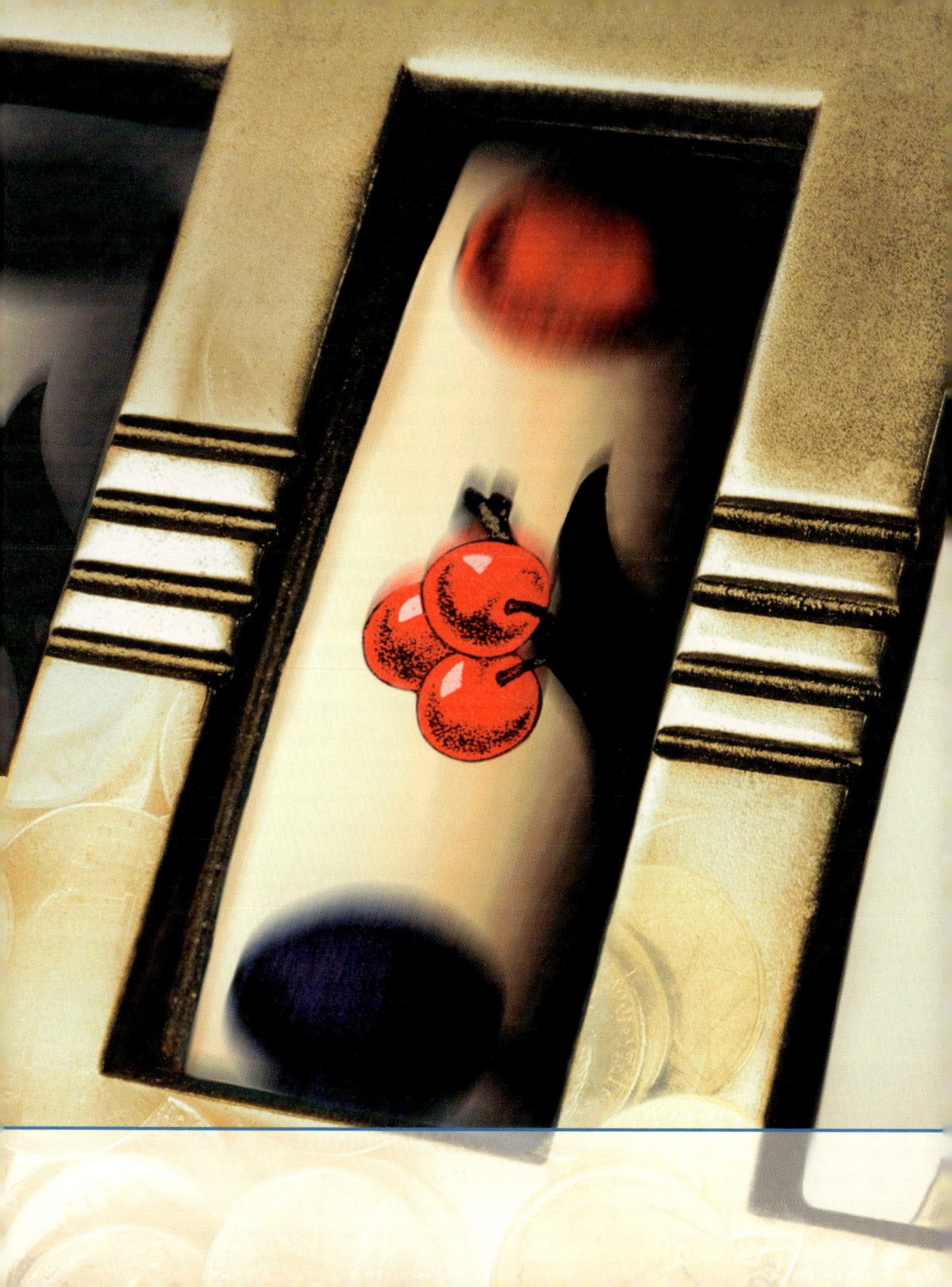

Kniffe für die leichte Küche

Zum Glück wurden auch in den meisten Kantinen und Großküchen die Zeichen der Zeit erkannt: Vielerorts findet man Salatbars, vegetarische Mahlzeiten oder Knackiges aus dem Wok. Kantinenessen weist jedoch sicher nicht den optimalen Nährstoffgehalt auf und sollte vernünftig ergänzt werden.

Bevor Sie sich mit Schwung und guten Vorsätzen an die Verwirklichung Ihrer Diätpläne machen, sollten Sie noch einen kritischen Blick auf Ihre Kochkünste werfen. Schließlich wollen Sie nicht nur bloß schlanker werden, sondern auch Fitness und Lebensfreude gewinnen! Damit Vitamin- und Mineralstoffhaushalt stimmen, müssen Sie sich von Großmutters Küche – beispielsweise lange Garzeiten, fette Sonntagsbraten – verabschieden. Oder gehören Sie etwa eher zu den Gestressten, die aus Zeitnot viel zu häufig Fertiggerichte auf den Tisch bringen? Gesund kochen muss gar nicht umständlich sein, und der Umgang mit unseren Rezepten erfordert nur einige wenige und einfache Spielregeln.

Garmethoden für Genießer

Auch wenn Sie schon sehr gut kochen – wahrscheinlich können Sie hier trotzdem noch etwas lernen. Aromatische und vitaminreiche Zutaten werden mit den richtigen Zubereitungstechniken zu leichten Fitmachern und garantieren Genuss pur. Wenig Fett, viel Geschmack: Das ist die Devise der FIT FOR FUN-Küche. Und was das Aroma bewahrt, schont auch die Vitamine.

Dämpfen z. B. ist die gesündeste Garmethode der Welt. Denn man benötigt überhaupt kein Fett, und die Nährstoffe bleiben optimal erhalten. Auch beim Dünsten und Sautieren im Wok werden die Nährstoffe weitestgehend geschont.

Die empfehlenswertesten Methoden, um Fleisch zuzubereiten, sind Braten mit ganz wenig Fett oder aromaintensives Schmoren, z. B. im klassischen Römertopf aus porösem Ton. Natürlich gehört auch das richtige Küchengerät dazu.

Dämpfen – Vitamine schonen und Fett sparen

Für zartes, frisches Gemüse und Fisch gibt es nichts Besseres: Vitamine und Mineralstoffe, Aroma und Farbe bleiben unter der Einwirkung des Dampfs optimal erhalten.

Dämpfen ist die sanfteste Art des Garens. Der Trick dabei: Das Gargut, z. B. Gemüse, kommt nicht mit Wasser in Berührung, sondern nur mit etwa 100 °C heißem Wasserdampf. Dafür bedecken Sie den Boden eines gut schließenden Topfs zwei Finger breit mit Wasser, setzen einen Dämpfeinsatz (Sieb, Gitter oder chinesische Dämpfkörbchen) in den Topf und legen das Gargut darauf. Dann wird bei geschlossenem Deckel gegart. Vor allem die wasserlöslichen Vitamine und die Mineralstoffe, die sonst mit dem Kochwasser ausgewaschen werden, bleiben dabei weitestgehend erhalten.

Auch im Schnellkochtopf kann man mit einem entsprechenden Einsatz dämpfen. Der geschlossene Wasserkreislauf ermöglicht besonders schonendes Garen.

Bei der FIT FOR FUN-Diät werden keine Sternekochqualitäten von Ihnen verlangt. Im Gegenteil – Sie kommen mit sehr wenigen Techniken aus. Die wichtigsten: Dämpfen und Dünsten.

Aromen werden noch verstärkt

Der typische Eigengeschmack von Gemüse, Fisch, aber auch Fleisch wird durch das Dämpfen nicht beeinträchtigt, sondern sogar noch verstärkt. Ein weiterer Vorteil: Das Gargut ruht während des Dämpfens unbewegt auf einem Sieb oder Dämpfeinsatz. Es wird sozusagen gar nicht angetastet. So werden die natürliche Form und Farbe der Zutaten nicht zerstört, und Gedämpftes sieht deshalb einfach sehr viel appetitlicher aus.

Die Farbe von Gemüse kommt noch kräftiger zur Geltung, wenn Sie es direkt nach dem Dämpfen kurz im Eiswasserbad abschrecken. Diese Technik ist allerdings nicht zwingend notwendig. Wenn Sie Gäste bewirten und es besonders auf die Optik ankommt, können Sie diesen Trick einsetzen.

Fisch kann man auch völlig ohne Zusatz von Fett dämpfen, indem man ihn auf ein Bett von saftigem Gemüse aus Tomaten, Zucchini oder Fenchel legt.

Was dämpft man?

Dämpfen eignet sich ideal für:
▶ **Gemüse** Brokkoli, Blumenkohl, Erbsen, Möhren, Fenchel, Zuckerschoten
▶ **Fisch** Forelle, Sankt-Petersfisch, Scholle, Zander
▶ **Geflügel** Geflügelbrust
▶ **Reis und Hülsenfrüchte**

Nützliche Geräte

▶ Sehr gut schließende Edelstahltöpfe, die den Dampf nicht entweichen lassen
▶ Dämpfeinsätze zum Einstellen oder Einhängen
▶ Elektrischer Dampfgarer
▶ Chinesische Bambuskörbchen, die Sie auch in einem großen Topf stapeln können, um so mehrere Lebensmittel gleichzeitig zu dämpfen (z. B. Fisch und Gemüse)

Dünsten – das kurze Bad im Aromasud

Lassen Sie Milde walten: Eine gemäßigte Temperatur und wenig Flüssigkeit sorgen dafür, dass beim Dünsten Vitamine geschont werden. Dünsten heißt Garen im eigenen Saft oder mit wenig Flüssigkeit bei 100 °C. Der untere, in der Flüssigkeit liegende Teil des Garguts kocht, der Rest gart im Wasserdampf. Neben dem Dämpfen ist Dünsten die nährstoffschonendste Methode.

Oft kann man das Wasser sparen

Wasserreiche Gemüse können im eigenen Saft garen. Bei festerem Gemüse, Fisch oder Fleisch sollten Sie immer nur etwa so viel Wasser, Wein oder Brühe zugeben, dass der Boden bedeckt ist. Ein Tropfen Öl sorgt für die bessere Ausnutzung der fettlöslichen Vitamine. Ein gut hitzeleitender Topfboden und ein perfekt sitzender Deckel sichern den geschlossenen Wasserkreislauf: Aufsteigender Dampf schlägt sich am Deckel nieder, kondensiert und tropft wieder auf die Speisen. Verwenden Sie auch die Dünstflüssigkeit immer mit, denn sie enthält wertvolle Nährstoffe.

Was dünstet man?

Dünsten eignet sich ideal für:
- **Gemüse** Bohnen, Paprikaschoten, Zucchini, Tomaten, Obst
- **Fisch** Lachs, Muscheln
- **Fleisch** Rinder- oder Schweinefilet

Nützliche Geräte

- Gut schließende Töpfe oder Pfannen, die keinen Dampf entweichen lassen
- Verkürzte Garzeiten, Vitamin- und Aromaschonung beim Dünsten garantiert z. B. ein Schnellkochtopf

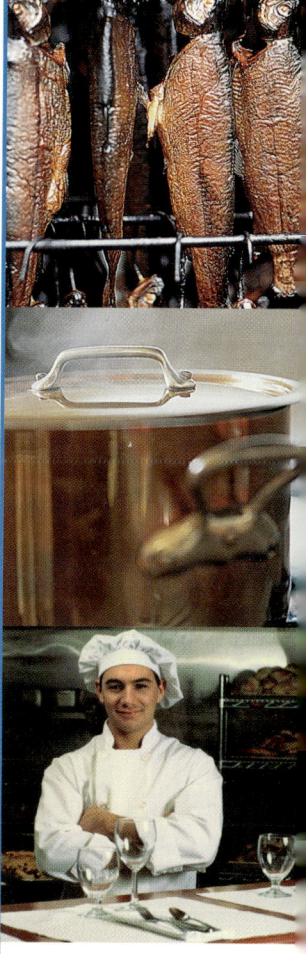

Für das vitaminschonende Dünsten empfiehlt der Küchenprofi hochwertige Edelstahltöpfe.

Sautieren – schnelles Garen im Wok

Sautieren nennt man die schnelle Schwenktechnik, die vor allem im Wok praktiziert wird – einer ausladenden Pfanne in Schalenform mit gerundetem Boden und flachem Rand. Hier sollte man keine Billigware wählen. Eine schwere, hochwandige Pfanne ist jedoch genauso gut geeignet. Der Name dieser Technik kommt aus dem Französischen und bedeutet etwa »springen lassen«.

Das trifft den Vorgang ganz gut, denn Gemüsestücke, Pilze, Fleisch- oder Fischstücke müssen während des kurzen Garvorgangs (nur wenige Minuten bei kräftiger Hitzezufuhr) ständig in Bewegung bleiben. Wichtig ist, dass alle Zutaten in etwa gleich große Stücke geschnitten werden, damit sie gleichzeitig gar werden. Härtere Gemüsesorten mit fester Struktur wie Karotten oder Porree können ruhig etwas kleiner geschnitten werden. Das garantiert auch ein optimales Essvergnügen.

Beim Garen im Wok kommt es auf hohe Temperaturen und einen flinken Koch an. Damit Sie zügig arbeiten können, sollten Sie sich Schälchen mit den vorbereiteten Zutaten und die Gewürze griffbereit hinstellen.

Auch für viele Esser rasch zubereitet

Wollen Sie größere Mengen zubereiten, können Sie die Lebensmittel auch portionsweise anbraten und dann warm stellen. Das Sautieren im Wok geht so schnell, dass Ihnen nichts zu weich wird. Zum Schluss nochmals alles zusammen mit Würzzutaten im Wok schwenken, damit sich die Aromen harmonisch mischen.

Was sautiert man?

Sautieren eignet sich ideal für:
- **Gemüse** Stangensellerie, Lauch, Frühlingszwiebeln, Pilze, Karotten, Paprikaschoten, Chinakohl, Sprossen
- **Fleisch** Schnitzelfleisch
- **Geflügel** Putenbrust, Hähnchenbrust
- **Meeresfrüchte** Garnelen, Krabben

Nützliche Geräte

▸ Wok mit Rost und speziellem Wokbesteck. Wenn Sie einen Gasherd besitzen, ist das Kochen im Wok geradezu ideal. Damit Sie Woks mit gebogenem Boden auch auf dem E-Herd (der ja eine plane Auflagefläche hat) benutzen können, gibt es spezielle Wokadapter.

▸ Anstelle eines Woks können Sie auch eine hochwandige, möglichst beschichtete Stielpfanne benutzen.

Schmoren – sanftes Garen mit Geschmack

Niedrige Temperatur und langsames Garen sorgen für gute Geschmacksentfaltung und machen das Gargut besonders zart. Der erste Schritt beim Schmoren ist kräftiges Anbraten, dann folgt geduldiges Dünsten. Dies sorgt besonders bei Fleisch dafür, dass sich das volle Aroma entfaltet. Denn so schließen sich die Poren, so dass kein Saft mehr austritt, und es bilden sich aromaintensive Röststoffe.

Zum richtigen Zeitpunkt würzen

Beim anschließenden langsamen Garen im geschlossenen Bräter oder Topf beenden Schmorsud und Dampf den Vorgang auf schonende Weise. Wein, Brühe und Gemüse sorgen für zusätzliches Aroma. Große Stücke sollte man vor dem Anbraten rundherum mit Gewürzen einreiben. Klein geschnittenes Fleisch muss erst portionsweise angebraten werden, damit die Poren sich rasch schließen. Sonst verliert das Fleisch zu viel Saft und ist am Ende nicht zart, sondern zäh. Nachdem die letzte Portion außen gut gebräunt ist, wird gewürzt.

Was schmort man?

Schmoren eignet sich ideal für:

▸ **Fleisch** Gulasch von Rind und Schwein, Rouladen, Sauerbraten, Schmorbraten, Gulasch vom Lamm, Lammkeule, Rehschulter

Das Schmoren ist eine Technik, mit der auch unsere Großmütter am liebsten ihre Braten und Ragouts zubereiteten. Mit keiner anderen Technik werden auch weniger edle Fleischstücke so zart und die Sauce so aromatisch. Mit wenig Fett ist diese Garmethode sehr gut für die leichte Küche geeignet.

▶ **Gemüse** Artischocken, Auberginen, Paprikaschoten, Steckrüben, Wirsing

Nützliche Geräte

▶ Schmortopf aus schwerem Material und mit hitzefesten Griffen, weil man auch im Backofen sehr schonend und bei gleichmäßiger Hitze schmoren kann.

▶ Auch der Römertopf ist gut zum Schmoren geeignet. Der gewässerte Tontopf gibt während des Garvorgangs Dampf nach innen ab. Das spart Fett, schont Vitamine und Aroma.

▶ Im hochwertigen Mörser mit Stößel können Sie Gewürze immer frisch zerstoßen. So schmecken sie viel intensiver.

Braten – die schnelle Powermethode

Heiß und bewegt muss es in der Pfanne zugehen. Dann brennt Fleisch trotz wenig Fett nicht an und behält einen Großteil seiner Nährstoffe. Das Rösten in heißem Fett unterstreicht vor allem das typische Fleischaroma, ist aber auch für Fisch und einige Gemüsearten geeig-

Schmorgerichte brauchen zwar viel Zeit, aber wenig Aufsicht. Sie schmecken aufgrund der langen Garzeit wunderbar aromatisch und werden schön zart.

Wer richtig brät – und zwar heiß und kurz –, erhält die Nährstoffe und erhöht den Geschmack.

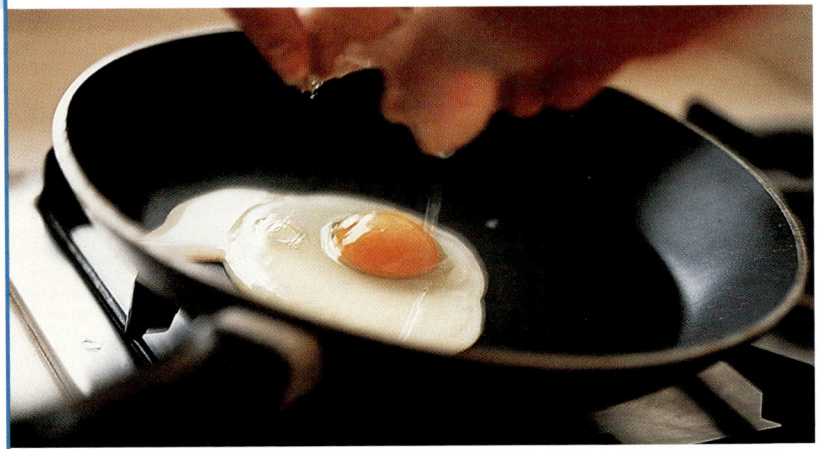

net. Wichtig: Das Fett in der Pfanne gut erhitzen (es darf jedoch nicht qualmen!). Dann das Bratgut in das sehr heiße Fett geben, damit sich die Poren sofort schließen und das Fleisch sich nicht mit Fett vollsaugt. Es genügt, den Pfannenboden einzupinseln. Damit das Fleisch nicht anbrennt, wird es mit einem Schieber während des Bratens ständig leicht bewegt. So kommen Sie mit wenig Fett aus. Tritt auf der Oberseite Saft aus, sollten Sie das Fleisch wenden.

Wichtig: Gewürzt wird immer nach dem Braten, damit das Fleisch nicht zäh wird.

Was brät man?

Braten eignet sich ideal für:

- **Fleisch** Schnitzel, Koteletts, Steaks, Medaillons, Leber
- **Fisch** Scheiben vom Lachs, Heilbutt oder Steinbutt
- **Gemüse** Auberginen, Zucchini

Nützliche Geräte

- Eine beschichtete Pfanne hilft beim Fettsparen. Dafür brauchen Sie einen Holz- oder Kunststoffwender, weil ein Metallbesteck die empfindliche Oberfläche verkratzen kann.
- Eine Edelstahlpfanne lässt sich wesentlich besser reinigen, weil ihre Oberfläche glatter ist und sich daher auch keine Keime darauf ansiedeln können.

Salat – das neue Hauptgericht

Salate liegen im Trend. Und das ist gut so. Denn sie sind von Natur aus leicht und lassen sich mit saisonalen Zutaten äußerst vielfältig kombinieren. Probieren Sie verschiedene Blattsalate zusammen aus. Kräftige Sorten wie Endivien oder Radicchio lassen sich z. B. wunder-

Getrocknete Tomaten gibt es inzwischen auf vielen Märkten zu kaufen. Bevor man sie für Salat verwendet, müssen sie mit kochendem Wasser überbrüht und kurz eingeweicht werden. Dann werden sie wieder weich.

bar mit Früchten ergänzen. Getrocknete Tomaten im Dressing sorgen für pikant-fruchtige Würze. Löwenzahn, Rucola, Brunnenkresse und frische Kräuter bringen Abwechslung.

Experimentieren Sie mit den Zutaten

Entdecken Sie Hülsenfrüchte, Reis, Getreide, Nüsse oder Samen als Salatzutaten. Ohne Fett angeröstete Sesamsamen über einen knackigen Blattsalat gestreut sind eine Delikatesse.

Und schließlich: Kombiniert mit magerem Geflügel, Meeresfrüchten oder fettarmem Fleisch können Salate eine Hauptmahlzeit ersetzen. Einmal täglich Salat, ob als kleine Rohkostbeilage oder sättigendes Gericht, sollten Sie auf jeden Fall einplanen. In der kalten Jahreszeit darf das übrigens auch ruhig mal ein lauwarmer Kartoffelsalat sein.

Behutsamkeit schont Vitamine

Damit Sie in den vollen Genuss der enthaltenen Vitamine, Mineralstoffe und sekundären Pflanzenstoffe kommen, sollten Sie die Zutaten regelrecht mit Samthandschuhen anfassen: nicht lang wässern, nur kurz in Wasser schwenken. Bei Pilzen z. B. genügt das Abbürsten mit einer weichen Bürste. Zarte Blattsalate nicht unter dem Wasserstrahl reinigen, sonst werden sie leicht matschig.

Alle Zutaten erst nach dem Waschen putzen und zerkleinern, sonst werden unnötig viele Mineralstoffe und Spurenelemente ausgeschwemmt und verschwinden auf Nimmerwiedersehen im Abfluss. Je kleiner Sie Gemüse und Grünzeug schnippeln, desto größer ist die Angriffsfläche für Sauerstoff, den Erzfeind der Vitamine. Deshalb vorbereiteten Salat immer möglichst schnell servieren. Nützliche Geräte für die Salatzubereitung sind:

▸ Großes Salatsieb ▸ Salatschleuder

> Beim Kauf sollten sich Salatköpfe fest anfühlen, die Blätter unversehrt und knackig frisch sein. Nicht zu empfehlen sind Salate mit schlaffen, glanzlosen, fleckigen, matschigen oder gelblichen Blättern.

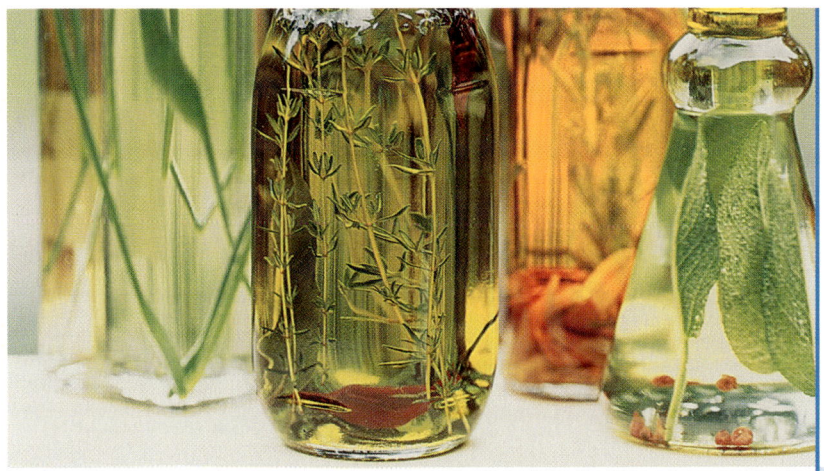

Ganz neue Geschmacksnuancen kann man durch verschiedene Essig- und Ölsorten erzielen: z. B. mit Apfel- oder Himbeeressig, Kürbiskern- oder Walnussöl. Kreieren Sie doch Ihren persönlichen Dressingfavoriten!

Dressing – Anmache auf die leichte Art

Ohne anständiges Dressing schmeckt der beste Salat nicht. Aber Sie brauchen keine Sahne oder Mayonnaise für eine gute Marinade! Die Mutter aller Salatsaucen ist die klassische Vinaigrette auf der Basis von Essig und Öl im Verhältnis 1 : 3, also einen Esslöffel Essig auf drei Esslöffel Öl. Einen Teil des Öls können Sie sparen, indem Sie etwas Senf, ein rohes Eigelb (muss superfrisch sein!), Geflügel- oder Gemüsefond (konzentrierte eingekochte Brühe), eine durchgedrückte Kartoffel oder sogar etwas Mineralwasser zugeben. Der Trick, um die Sauce schön sämig werden zu lassen: Grundsätzlich das Öl erst darunter schlagen, wenn sich die anderen Zutaten schon verbunden haben. Einen guten Schneebesen verwenden oder der Sauce mit dem Pürierstab Volumen verleihen. Bei größeren Mengen geht das auch mit einem Blender (Standmixer, der hauptsächlich für Shakes verwendet wird). Wenn Sie helle Dressings bevorzugen, probieren Sie mal Magermilchjoghurt, Magerquark, Dickmilch oder leichte Salatcreme als Basis für Ihr Dressing.

Vermischen Sie Salat erst direkt vor dem Servieren mit dem Dressing, oder verteilen Sie es löffelweise über dem auf Tellern angerichteten Salat. Die frischen Zutaten weichen sonst sehr schnell auf und verlieren ihren Biss.

Aromatisieren Sie Essig oder Öl mit Kräutern und Gewürzen, um Salaten mehr Pfiff zu geben. Für Öl sollte man getrocknete Kräuter verwenden, bei Essig dürfen es auch frische sein. Man lässt sie zwei bis drei Wochen lang ziehen und seiht dann ab.

Fruchtige Aromen sparen Fett

Alternativen zum fettarmen Verlängern: Apfelsaft, Orangensaft, pürierte Früchte, Tomatenmark, Tomatensaft, Marmeladen, Mangochutney, Apfel- oder Birnendicksaft (aus dem Reformhaus). Lassen Sie Ihrer Phantasie freien Lauf, und probieren Sie ruhig selbst noch weitere Zutaten aus – Hauptsache fettarm. Kaufen Sie sich hochwertige Öle und Essige, damit Sie optimale Geschmacksergebnisse erzielen und Ihr Appetit auf Salat weiter wächst. Nützliche Geräte für gelungene Salatsaucen sind:

- ▸ Quirl
- ▸ Scharfe Messer, um Gemüse nicht zu quetschen, sondern sauber zu zerkleinern
- ▸ Pürierstab oder Blender, um Dressings mehr Volumen zu verleihen

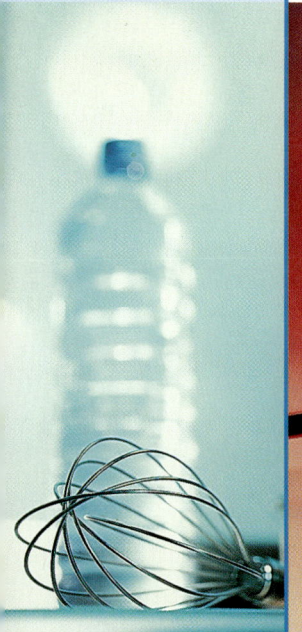

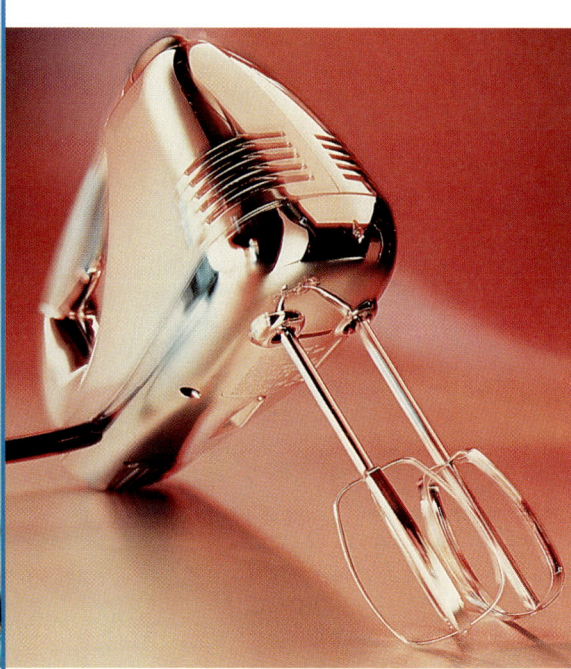

Ob mechanisch oder elektrisch, bei Dressings gilt: Gut gerührt ist halb gewonnen.

Gewürze und Kräuter geben erst Pfiff

Diät muss nicht fad und langweilig sein – ganz im Gegenteil, wie Sie an den Rezepten ab Seite 150 sehen. Wokküche und Gerichte aus dem Mittelmeerraum bringen neuen Geschmack auf den Teller und passen durch ihre traditionell meist fettarme und gemüsereiche Zubereitung ideal zum FIT FOR FUN-Konzept. So gehen Sie mit den typischen Gewürzen richtig um:

▶ **Anis** Die aus dem östlichen Mittelmeerraum stammenden Anissamen sind bei uns hauptsächlich als Backzutat für Brot und Weihnachtsplätzchen bekannt. Sparsam dosiert, gibt der herb-süßliche Anis aber auch Hackfleisch- und Geflügelgerichten eine interessante südländische Note. Ein Schuss eines Anisaperitifs wie Pernod oder Ouzo gehört in Fischsuppen wie die berühmte Bouillabaisse. Der noch würzigere Sternanis wird bei chinesischen Gerichten im Wok mitgebraten.

▶ **Curry** Das gelbe Pulver ist eine Gewürzmischung, von der die indische Küche unzählige Variationen kennt. Experimentieren Sie mit unterschiedlichen Schärfegraden, und probieren Sie verschiedene Currys aus dem Asienladen aus. Curry darf nie erst zum Schluss zugegeben werden, sondern muss kurz mit wenig Fett angeschmort werden, um sein Aroma zu entfalten (brennt leicht an!). Curry passt gut zu Reis- und Geflügelgerichten und zu Hühner- oder Gemüsesuppen.

▶ **Fenchel** Die Samen sind in der Mittelmeerküche unverzichtbare Zutat für Fischsuppen und geschmorte und gegrillte Lamm-, Kaninchen- oder Geflügelgerichte. Köstlich schmeckt ein im Tontopf geschmortes Huhn mit einem Teelöffel Fenchelsamen, ganzen Knoblauchzehen sowie einer Kräutermischung aus Thymian, Rosmarin und Lorbeerblättern.

▶ **Ingwer** Die Wurzel gilt als magenstärkendes Mittel. Die frische Wurzel gibt asiatischen Gerichten aus dem Wok oder auch Hühnersuppe frischaromatisch duftende und leichte Schärfe. Zu süßsäuerlichen Gerichten schmeckt auch klein gewürfelter kandierter Ingwer ausgezeichnet, den man mitbrät oder mitschmort. Ingwerpulver hat nur noch wenig Aroma.

Lagern Sie Gewürze nicht länger als höchstens ein Jahr, und bewahren Sie sie in dunklen Gefäßen kühl auf. Das Regal über dem Herd ist also ein denkbar schlechter Platz. Kaufen Sie möglichst ganze Gewürze; sie behalten ihr Aroma langer als pulverisierte.

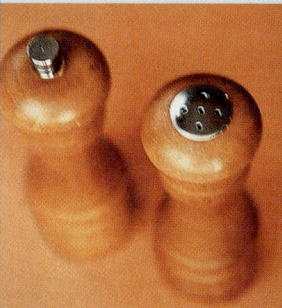

Salz und Pfeffer sind die Basics, raffinierte Gewürze die Kür der Kochkunst.

Gewürze und Kräuter geben erst Pfiff

▶ **Kardamom** Das Gewürz stammt aus Indien und ist ein naher Verwandter von Ingwer. Kardamom, das man möglichst als ganze Samenkapsel kauft, würzt Obstsalate, aber auch orientalische Lammragouts, Reisgerichte und Hackbällchen.

▶ **Koriander** Die Samenkörner und das frische Koriandergrün sind häufig gebrauchte Gewürze im asiatischen Raum sowie in Lateinamerika. Die zerstoßenen Samen nimmt man für deftige Kohlgemüse oder für Lamm- oder Fischgerichte. Auch gebackene Kartoffeln schmecken mit Koriander. Das frische Grün sieht der Petersilie ähnlich. Der pfeffrig-frische Geschmack geht beim Kochen verloren, deshalb wird es stets zuletzt fein gehackt über exotische Suppen, Salate, Fisch- und Gemüsegerichte gestreut.

▶ **Kreuzkümmel** Das Gewürz sieht aus wie Kümmel, schmeckt aber nach Nelken und Zitrusfrüchten. Es muss sparsam verwendet werden, um nicht den Eigengeschmack des Gerichts zu übertönen. Es passt gut zu Eintöpfen mit Hülsenfrüchten, zu gefüllten Auberginen und gehört unbedingt in Chili con Carne. Kreuzkümmel ist ein Bestandteil des Currypulvers.

▶ **Safran** Das kostbarste aller Gewürze hat ein sehr feines, flüchtiges Aroma. Deshalb sollte man möglichst kein Pulver, sondern die ganzen Fäden kaufen. Mit Safran würzt man Fischsuppen und Gerichte mit Meeresfrüchten sowie Reis- und Hirsegerichte (z. B. die spanische Paella oder das nordafrikanische Couscous). Wem es nur um die goldgelbe Farbe geht, kann Kurkuma (Gelbwurz) als preiswerten Ersatz nehmen.

▶ **Zitronengras** Die schilfartigen festen Halme geben asiatischen Gerichten das unverwechselbar zitronig-scharfe Aroma. Man bekommt sie auch bei uns in Asienläden und auf Gemüsemärkten. Frisch wird es hauchfein geschnitten zu Suppen und Saucen gegeben. Getrocknet oder gröber geschnitten lässt man es in Ragouts, Wokgerichten oder Gemüseeintöpfen mitkochen und fischt am Ende der Garzeit die holzigen Stängel heraus.

Auf afrikanischen und asiatischen Märkten wird häufig Safran sehr preiswert verkauft. Misstrauen Sie solchen Angeboten: Meist handelt es sich um pflanzliche Ersatzstoffe, die nur gelb färben. Safran ist weltweit mit das teuerste Gewürz überhaupt.

Der Umgang mit den Rezepten

Wir wollen Ihnen nicht von morgens bis abends vorschreiben, was Sie essen sollen. Starre Diätpläne mit genauen Vorschriften sind allenfalls gut für ein oder zwei Wochen. Spätestens dann nervt es garantiert, grammweise einzukaufen oder Karotten und Zwiebeln auf die Diätwaage zu legen. Außerdem wollen Sie ja lernen, Ihr Essverhalten flexibel handzuhaben, statt sich an rigiden Vorschriften orientieren zu müssen.

Das Baukastenprinzip

Wir schlagen Ihnen vor, sich Ihre Tagespläne selbst nach Lust und Laune zusammenzustellen. Wir empfehlen Ihnen auf jeden Fall, mindestens zwei Zwischenmahlzeiten einzubauen. Fünf Mahlzeiten am Tag sind gesünder als zwei oder drei große. Auch die Gefahr von Heißhunger im Lauf des Tages ist dann wesentlich geringer.

So wenig es sich lohnt, ständig Miniportionen einzukaufen, so wenig ist andererseits auch ein wöchentlicher Rieseneinkauf zu empfehlen. Denn Salat und Gemüse machen selbst bei optimaler Lagerung nach wenigen Tagen schlapp.

Für jeden ist etwas dabei. Die FIT FOR FUN-Diät ist keine »Zwangsernährung«, sondern lässt Ihnen genug Spielraum für Ihre persönlichen Geschmacksvorlieben.

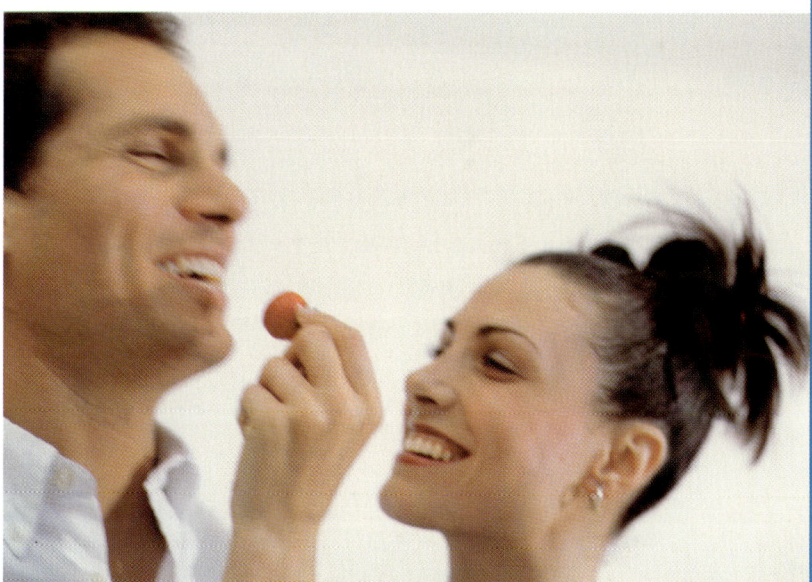

Flexibler Tagesablauf für flexible Menschen

Wer nicht daran gewöhnt ist, verträgt anfangs manchmal größere Mengen von Rohkost nicht gut. Magen und Darm brauchen Zeit, um sich auf die veränderte Nahrungszufuhr umzustellen. Essen Sie eventuell zunächst mehr schonend gegartes Gemüse, und vergrößern Sie schrittweise die Rohkostportionen.

Sie können sich aus den folgenden Rezepten nach persönlichen Vorlieben und der jeweiligen Tagesform Ihre Lieblingsspeisen aussuchen und nach Ihren individuellen Vorgaben kombinieren. Die Rezepte sind unterteilt nach Frühstück, Snacks und kalten und warmen Hauptgerichten. Wir empfehlen Ihnen fünf Mahlzeiten, also Frühstück, Mittag- und Abendessen und zwei Zwischenmahlzeiten. Ob Sie lieber mittags oder abends warm essen, bleibt Ihren eigenen Wünschen überlassen. Manch einer bevorzugt es aus Gründen der Gemütlichkeit, die warme Mahlzeit am Abend einzunehmen – weil das die einzige Gelegenheit ist, gemeinsam mit der Familie zu essen. Es gibt viele individuelle Vorlieben, und das Baukastensystem ermöglicht Ihnen die größtmögliche Flexibilität.

Weg von der Goldwaage

Genaue Mengenangaben finden Sie nur bei solchen Lebensmitteln, die fettmäßig problematisch sind, also bei Öl, Butter, Käse, Wurst, Fleisch und Nüssen. Bei Obst und Gemüse verschonen wir Sie damit. Ob Sie eine halbe oder ganze Tomate essen, ist von der Fettmenge her egal. Wir haben vollstes Verständnis dafür, wenn Sie bei Angaben wie »150 Gramm Kartoffeln« genervt abwinken, weil Sie zu lang suchen müssen, bis Sie drei Kartoffeln zusammenhaben, die genau 150 Gramm wiegen. Was, wenn Ihr Apfel 170 und nicht 150 Gramm wiegt? Müssen Sie dann 20 Gramm wegwerfen? Alles Blödsinn – essen Sie ihn bitte auf! Also finden Sie in den Rezepten lediglich die Angabe »3 Kartoffeln« oder »1 Apfel«. Das bezieht sich immer auf eine durchschnittlich normale Größe. Wenn Sie aber gerade nur winzig kleine Kartoffeln bekommen, nehmen Sie einfach eine mehr.

100 Gramm Salatgurke z. B. haben zwölf Kilokalorien und praktisch kein Fett. Ob Sie also für Ihren Salat nur ein Gurkenende hobeln oder die ganze, ist unbedeutend. Ob Sie aber das Dressing mit einem (90 Kilokalorien/zehn Gramm Fett) oder zwei Esslöffeln Öl (180 Kilokalorien/20 Gramm Fett) anmachen, ist sehr wohl entscheidend.

Das persönliche Kalorienkonto

Damit Sie Ihr Konto stets im Blick haben, finden Sie unter jedem Rezept deutlich erkennbar den Kilokalorien- und den Fettgehalt. Die Frühstücke haben alle etwa 450 Kilokalorien, die Zwischenmahlzeiten 100 Kilokalorien und die Hauptgerichte 350 bis 600 Kilokalorien. Mit Hilfe der Formel für den Energiebedarf (siehe Seite 37) können Sie Ihr persönliches Limit errechnen, bei dem Sie nicht zunehmen.

Mangelerscheinungen vorbeugen

Entscheiden Sie sich in der Abnehmphase für einen Wert zwischen 1500 und 1800 Kilokalorien pro Tag. 1500 sollten es jedoch auf jeden Fall sein, damit die Vitamin- und Mineralstoffversorgung gewährleistet ist. Wer sich weniger zuführt, riskiert deutliche Mangelerscheinungen. Positiver Effekt der Ernährungsumstellung mit der FIT FOR FUN-Diät: Ihre Vitamin- und Mineralstoffaufnahme wird verbessert, da Sie Lebensmittel, die leere Kalorien liefern, durch solche mit hoher Nährstoffdichte ersetzen.

Sie setzen Ihre Grenzen selbst

1500 Kilokalorien als Minimum sind z. B. für Menschen empfehlenswert, deren Stoffwechsel durch viele vergebliche Diäten schon geschädigt ist und sehr reduziert arbeitet. Auch Menschen ab 50 kön-

Mit Vitaminpillen können Sie keine gesunde Ernährung ersetzen. In besonderen Situationen (z. B. Schwangerschaft, Stillzeit, Stress, Leistungssport) sind sie jedoch eine sinnvolle Ergänzung zur Nahrung.

nen sich zunächst an der Untergrenze orientieren. Wer durch körperliche oder auch geistige Arbeit sehr beansprucht ist, sollte sein Limit eher auf 1800 Kilokalorien anheben. Das gilt auch für eine sitzende Tätigkeit, die sehr stressig und anstrengend ist. Verlangen Sie Ihrem Organismus nicht zu viel ab. Lassen Sie es gemächlich angehen. Männer haben einen höheren Kalorienbedarf und können sich an der oberen Grenze orientieren.

Durch die Differenz von Bedarf und Zufuhr können Sie selbst steuern, wie schnell Sie abnehmen. Behalten Sie dabei jedoch unsere Empfehlung im Auge: nicht mehr als zwei Kilogramm pro Monat. Schneller abgespeckte Pfunde sind bald wieder drauf!

Sport – Ihr Joker auf dem Kalorienkonto

Die zusätzlichen Bewegungseinheiten verbrauchen noch einige Kalorien und erlauben Ihnen hier und da mal eine kleine Genusssünde. Die können Sie ruhig auch von vornherein mit einplanen. Sie sollen ja schließlich am Ball bleiben.

Damit Ihr Stoffwechsel sich nicht allzu schnell auf die neue Kalorienzufuhr einstellt und um den Jo-Jo-Effekt zu vermeiden, sollten Sie das Limit nach einem Monat auf jeden Fall anheben und eventuell sogar sportlich noch einen Zahn zulegen. Wichtiger als den Zeiger auf der Waage weiterzudrehen, ist jetzt, fettverbrennende Muskeln zu aktivieren und nicht wieder zuzunehmen.

Die Fettbilanz ist wichtiger als Kalorienzählen

Das Fett können Sie auf dieselbe Weise kontrollieren: Addieren Sie die unter den Rezepten angegebenen Fettwerte, und berechnen Sie sie für den ganzen Tag. Während der etwas strengeren Abnahme-

Um auf Dauer schlank zu werden, ist es weniger wichtig, wie schnell Sie abnehmen. Viel entscheidender ist, dass Sie sich über einen längeren Zeitraum hinweg an eine gesündere Lebens- und Ernährungsweise gewöhnen.

Beispiele für zwei Diättage

Der erste Modelltag orientiert sich an der unteren Kaloriengrenze, der zweite mit drei Zwischenmahlzeiten an der oberen. Wenn Sie an dem einen oder anderen Tag ein bisschen darüber oder darunter liegen, macht das nichts. Es geht nur darum, sich an seiner persönlichen Zielmarke zu orientieren. Mit den Zwischenmahlzeiten können Sie flexibel jonglieren.

Erster Diättag	Fettgehalt (g)	Kilokalorien
Frühstück Früchtemüsli mit Feige und Banane (Rezept Seite 157)	10,0	450
Snack Gurkensnack mit Knoblauch und Tabasco (Rezept Seite 183)	2,5	100
Mittagessen Rosenkohlgratin mit Käsekruste (Rezept Seite 168)	15,0	500
Snack Birnenkefir (Rezept Seite 182)	2,5	100
Abendessen Radieschensalat (Rezept Seite 173)	9,0	350
Summe	39,0	1500

Zweiter Diättag	Fettgehalt (g)	Kilokalorien
Frühstück Ei im Glas mit Brötchen (Rezept Seite 191)	9,0	400
Snack Kräuterpopcorn (Rezept Seite 214)	2,5	100
Mittagessen Chili con Carne (Rezept Seite 197)	20,0	600
Snack Melone mit Parmesan (Rezept Seite 214)	2,5	100
Abendessen Garnelenspieße (Rezept Seite 193ff.)	14,0	510
Snack Tomatenknäcke (Rezept Seite 183)	2,5	100
Summe	50,5	1810

Wenn Sie berufstätig sind, wählen Sie für die Mittagspause ein Sandwich oder einen Salat aus, den Sie von zu Hause mitnehmen.

phase sollten Sie nicht über 30 bis 50 Gramm pro Tag hinauskommen. Frauen orientieren sich an der Untergrenze, Männer wegen ihrem generell erhöhten Bedarf an der Obergrenze.

Für die Phase, in der Sie nur darauf achten, Ihr Gewicht zu halten, sind 60 bis 80 Gramm das Ziel.

Die Figurfallen erkennen lernen

Vom ursprünglichen Wortsinn her ist eine Diät nichts Abschreckendes. Das griechische »diaita« bedeutet gesunde Lebensweise, also vernünftig essen und ausreichend bewegen.

Wir möchten, dass Sie nicht in Kalorien oder Gramm denken, sondern in Fetteinheiten. Die Kalorien sind als grobe Kontrolleinheit für Ihr Konto in Ordnung und notwendig. Über Ihre Figur entscheidet jedoch an erster Stelle die Fettaufnahme. Deshalb möchten wir, dass Sie während der FIT FOR FUN-Diät etwas über Lebensmittel lernen. Vertiefen Sie sich immer mal wieder in die Fetttabellen ab Seite 96, um sich nach und nach die wahren Fettfallen einzuprägen und auf Ihren inneren Merkzettel zu setzen. Dann können Sie auch auf den Langzeiteffekt der Diät bauen, weil Sie nicht gleich in Ihre alten Ernährungsgewohnheiten zurückfallen.

Effektives Abspecken erfordert die Unterstützung durch ausreichende Bewegung. Mit am besten dafür geeignet ist regelmäßiges Schwimmen.

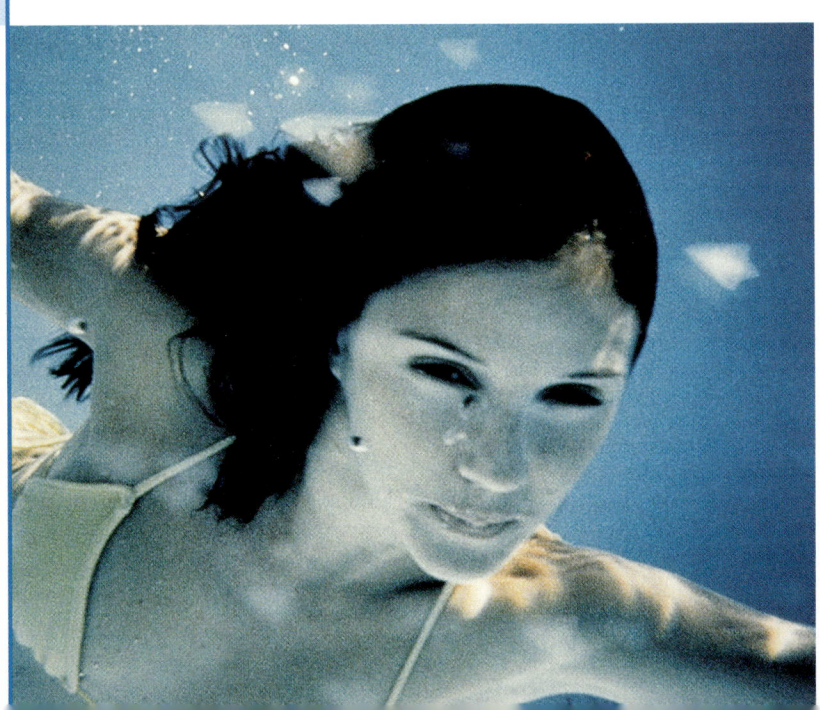

FIT FOR FUN tut allen gut. Wenn Ihre Gäste erst einmal gekostet haben, werden sie wohl kaum noch von langweiligem Diätfutter reden.

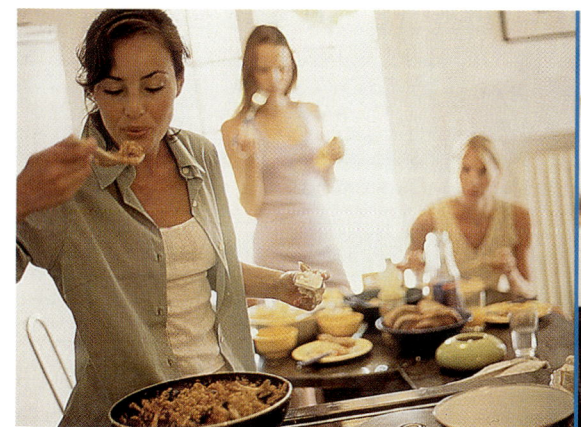
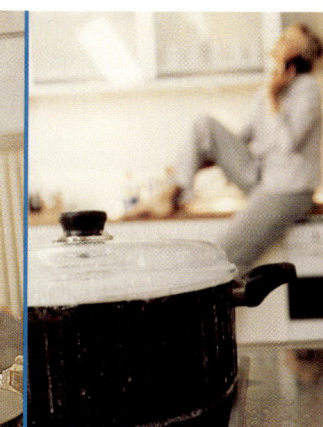

Alle Rezepte sind für eine Person berechnet, können aber selbstverständlich auch für mehrere Personen zubereitet werden. Da die meisten Diäthaltenden leider Einzelkämpfer sind, haben wir versucht, die Rezepte einfach und schnell zu konzipieren, so dass sie – auch für ungeübte Köche – leicht nachzukochen sind und nicht zu viel Zeit in Anspruch nehmen.

In einer Familie ist selten nur einer zu dick. Daher wird es auch bei nur einem Diätwilligen nichts schaden, sich trotz kleiner Extras an die FIT FOR FUN-Prinzipien für die ganze Familie zu halten.

Wenn die Familie nicht mitmachen will

Viele der warmen Gerichte sind so zusammengestellt, dass sie, leicht abgewandelt, auch Normalessern schmecken. Für den Fall, dass eine Frau für sich Diät kocht, außerdem aber ihre Familie zu versorgen hat, kann sie mit etwas Käse oder einem Klacks Sahne hier und da die warmen Gerichte auch Ehemann und Kindern schmackhaft machen. Grundsätzlich empfehlenswert ist es, den höheren Energiebedarf der Familie durch größere Portionen Brot, Kartoffeln oder Getreideprodukte zu decken. Und jetzt kann's losgehen: Viel Spaß mit unseren Rezepten und guten Appetit!

Wer mit FIT FOR FUN abnimmt,
wird merken: Aller Anfang ist leicht. Die
Fit-Rezepte lassen Sie in Sachen Freude
am Essen nicht zu kurz kommen.

Fit-Rezepte
für Schlemmer

**Mit Genuss
zur guten Figur**

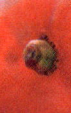

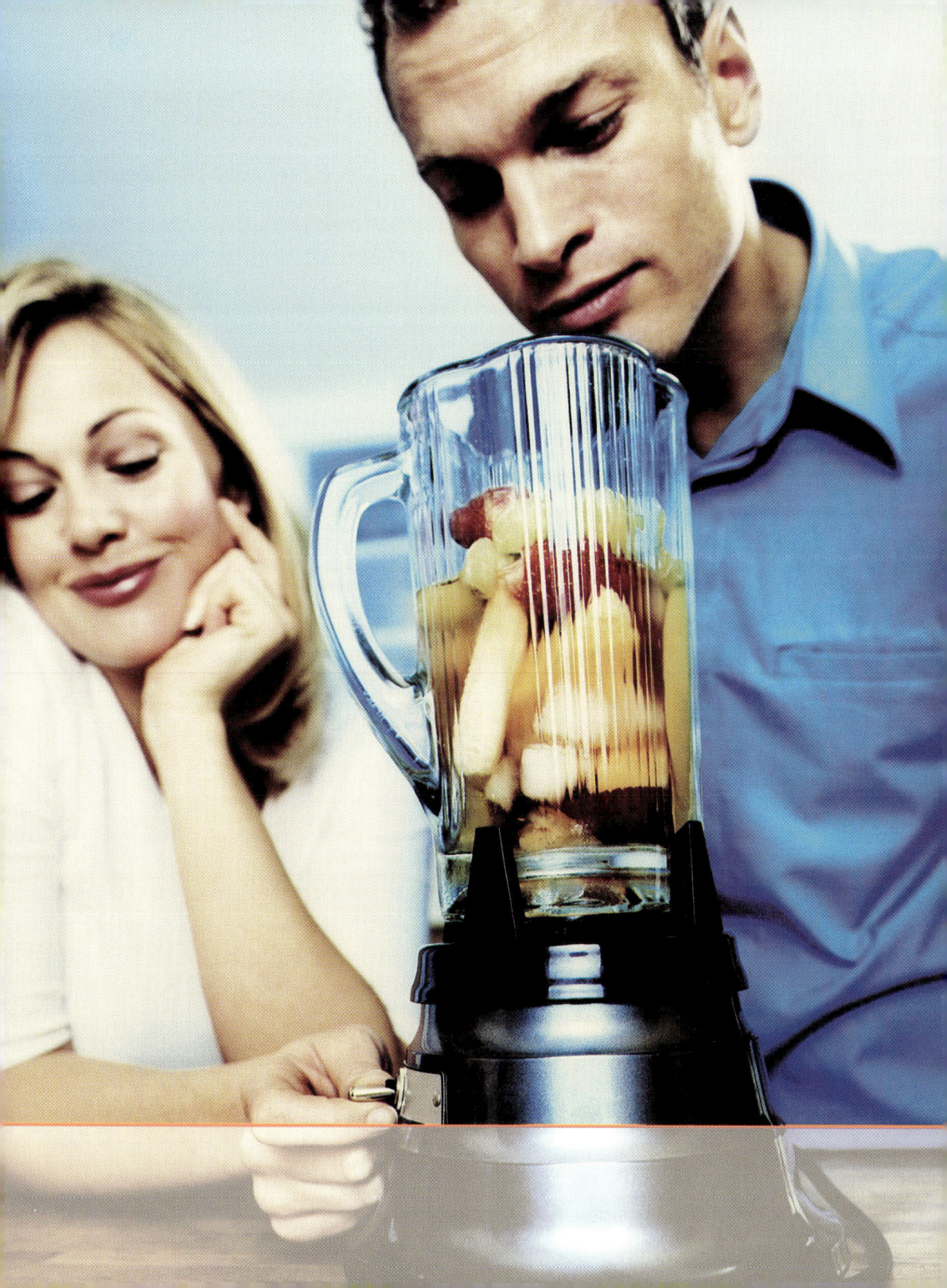

Power für den Tag

Auch in England ist das üppige Frühstück mit Speck, Eiern und Wurst aus der Mode gekommen und wird nur zu besonderen Gelegenheiten zelebriert. »In« sind vielmehr Getreideflocken, Toast, Marmelade und Tee.

Unter jedem Rezept finden Sie eine Fit-Bewertung, die Ihnen sagt, was das Besondere am jeweiligen Rezept ist und für welche Gelegenheit es sich bevorzugt eignet. Außerdem bekommen Sie hier jede Menge praktische Tipps und Zusatzinformationen.

Daneben ist selbstverständlich der Kilokalorien- und Fettgehalt in Gramm pro Portion aufgeführt.

Frühstück – hier dürfen Sie richtig zulangen

Weil unsere Energiereservoirs über Nacht sehr stark ausgeleert wurden, brauchen wir am Morgen erst einmal einen neuen Kick. Und zwar möglichst bald nach dem Aufstehen, sonst droht das berühmtberüchtigte »Elf-Uhr-Loch«.

Die besten Energiespender sind komplexe Kohlenhydrate, wie sie in Vollkornbrot, Müslis und Vollkornzerealien stecken. Gut sind auch fruchtige Marmeladen und natürlich auch frische Früchte, die das Ganze gleich noch mit ein paar Vitaminen aufpeppen. Ihr Trauben- und Fruchtzucker geht auch direkt ins Blut und sorgt für einen ersten Energieschub. Wer morgens Gemüse mag, kann auch das essen.

Auch fettarme Milchprodukte, die das Frühstück noch mit Eiweiß anreichern, sind sehr empfehlenswert. Fetthaltige schwere Frühstücke, wie das typisch englische mit Bacon und Wurst, machen eher schlapp und belasten unser Fettkonto, ohne dass die Energiekurve sich so richtig nach oben bewegt.

Da wir uns ganz an das alte Sprichwort »Frühstücken wie ein Kaiser« halten, fallen unsere Frühstücke relativ üppig aus (jedes hat rund 450 Kilokalorien). Das ist aus ernährungswissenschaftlicher Sicht sinnvoll. Fällt es Ihnen jedoch sehr schwer, gleich morgens eine relativ gehaltvolle Mahlzeit zu essen, dürfen Sie auch tauschen: Früh-

stücken Sie eine der Zwischenmahlzeiten – Früchte oder Vollkornkekse sind gut –, und nehmen Sie das richtige Frühstück erst am Vormittag zu sich. Das ist immer noch zeitig genug, um die Gefahr einer
Heißhungerattacke zu umgehen.

Frühsport nur in kleinen Portionen

Wenn Sie topfit sind, können Sie auch eine Bewegungseinheit auf
nüchternen Magen einplanen. Dann greift der Körper seine Fettreserven nämlich besonders bereitwillig an. Leistungssportler setzen
dieses Trainingsinstrument zur Aktivierung des Fettstoffwechsels
ein. Dieses supereffektive Training ist allerdings beileibe nicht jedem
zu empfehlen, da Kreislauf und Stoffwechsel dabei ganz schön gefordert werden. Wer morgens ohnehin einen niedrigen Blutdruck hat,
bekommt da leicht mal weiche Knie. Bitte vorsichtig ausprobieren
und nur bei Bekömmlichkeit fortsetzen. Denn, wie bereits erwähnt,
unser Körper benötigt jetzt eigentlich erst einmal Energienachschub,
bevor wir ihm Leistung abverlangen.

Etwas Stretching am
Morgen bringt auch
einen schlappen
Kreislauf schonend
in Schwung. Deh-
nen und strecken
Sie alle Glieder, und
zwar am besten im
Bett, noch vor dem
Aufstehen.

Reichlich trinken schon am Morgen

Als Getränke sind Kaffee und Tee natürlich weiterhin erlaubt. Kalori-
enärmer sind sie ohne Zucker, Milch oder Sahne. Das in beiden enthaltene Koffein gibt dem Stoffwechsel zusätzlich einen kleinen Akti-
vitätsimpuls. Aber übertreiben Sie es nicht: Bei verminderter
Kalorienzufuhr könnte zu viel Koffein schnell einen zu aufregenden
und sehr nervös machenden Effekt haben. Empfehlenswert sind
Früchte- und Kräutertees. Besonders grüner Tee gilt als heißer Fitmacher. Wenn Sie zum Frühstück Säfte mögen, bevorzugen Sie unge-
süßte, mit Mineralwasser verdünnte oder am besten frisch gepresste.
Die sorgen gleich für einen erfrischenden Vitaminschub.

Für einen guten Start
Das optimale Frühstück

Für viele stellt diese Kombination das einzig Wahre dar: mit Brötchen, Marmelade und einem weich gekochten Ei in aller Ruhe den neuen Tag zu beginnen.

Zutaten
2 Vollkornbrötchen mit Mohn • Magerquark zum Bestreichen
2 TL Ahornsirup • 2 TL Fruchtmarmelade • 1 Ei

Zubereitung
Brötchen mit Quark bestreichen. Eines mit Ahornsirup, das andere mit Fruchtmarmelade nach Wahl bestreichen. Das Ei dazu kochen, eventuell mit Salz und Pfeffer bestreuen.

Das kleine Extra
Der fettarme Magerquark passt besonders gut unter süße Brotaufstriche und hilft, Butter oder Margarine zu sparen. Unter deftige Brotbeläge passen gut würziges Tomatenmark oder das noch pikantere Ajwar aus der Balkanküche (diese Paprikapaste gibt es mittlerweile in fast jedem Supermarkt).

Ahornsirup ist der eingedickte Saft der Ahornbäume, den Amerikaner traditionell zu ihren Frühstückspancakes essen. Er hat einen feinen Karamellgeschmack und wird hauptsächlich im Bundesstaat Vermont gewonnen.

Mit so einem Frühstück wird einem das Aufstehen leicht gemacht – und man geht fit und voller Elan in den Tag.

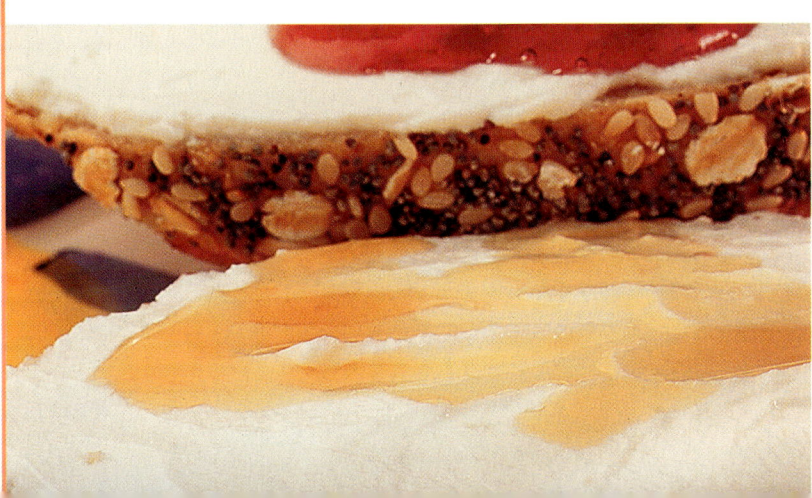

Die Fit-Bewertung

Vollkornbrötchen liefern wertvolle komplexe Kohlenhydrate, die den Körper anhaltend mit Energie versorgen. Außerdem ist das Energie- und Nervenvitamin B1 enthalten. Das Ei liefert wertvolles Eiweiß, Mineralstoffe und fettlösliche Vitamine.

- *Fettgehalt:* 8 Gramm
- *Kilokalorien:* 450

Fruchtige Mangodickmilch

Das Rezept für Frühstücksfaule: Hier muss nicht groß gekaut werden, und es schmeckt süß und fruchtig.

Zutaten

200 ml Dickmilch • 2 TL Honig • 1 Mango • Pfeffer nach Belieben
4 Vollkornkekse

Zubereitung

Dickmilch mit dem Honig verrühren. Mangofruchtfleisch in Würfel schneiden und zugeben. Nach Belieben mit etwas frisch gemahlenem schwarzem Pfeffer abschmecken. Der passt nämlich erstaunlich gut zu Früchten.

Wer mag, kann das Ganze auch im Blender fein pürieren. Vollkornkekse darüber bröseln oder dazu essen.

Bei Vollkornbrötchen muss man schon genau hinschauen: Manche sehen nur durch Backzusätze wie Malz und ein paar darüber gestreute Körner so braun und kernig aus.

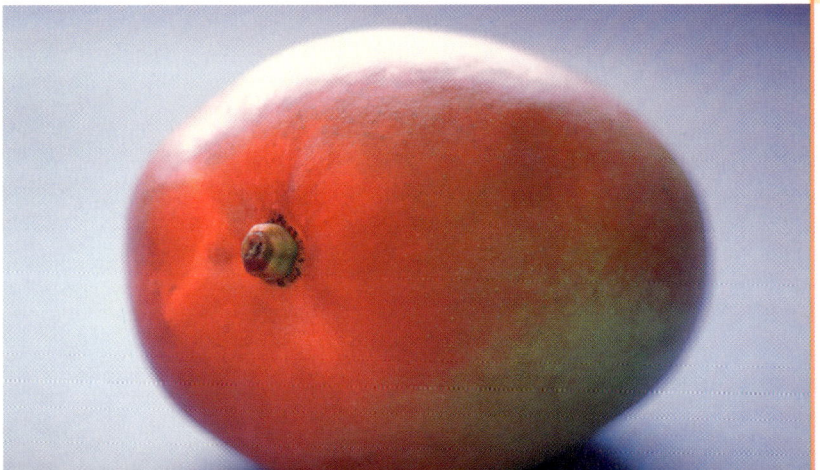

Mangos haben einen unvergleichlichen Geschmack. Reife Früchte erkennt man daran, dass sie auf leichten Fingerdruck etwas nachgeben.

Das kleine Extra

Eine reife Mango erkennt man am süßen, herbfruchtigen Geruch, nicht an der Farbe. Profis schälen diese etwas widerspenstige Frucht mit ihrem faserigen Fleisch mit dem Sparschäler und schneiden dann das Fleisch mit einem scharfen Küchenmesser spaltenweise vom Stein.

Die Fit-Bewertung

Die Mango ist besonders reich an den Vitaminen C und E sowie dem Provitamin A (Beta-Karotin). Sie ist deshalb die ideale Zellschutz-nahrung, um die Abwehrkräfte deutlich zu stärken.

- *Fettgehalt:* 12 Gramm
- *Kilokalorien:* 450

Milchreis mit Rosinen

Dieses auch bei Kindern beliebte Gericht ist besonders nahrhaft und sättigend. Der Ahornsirup sorgt für angenehme Süße.

Zutaten

200 ml fettarme Milch • 50 g Naturreis • 1 Apfel • 1 EL Rosinen
2 TL Ahornsirup • Salz • Zimt

Zubereitung

Milch zum Kochen bringen. Reis einstreuen und ca. 20 Minuten aus-quellen lassen. Den Apfel vierteln, entkernen, ungeschält raspeln und unter den Reis heben. Rosinen unterrühren. Mit Ahornsirup süßen und mit Salz und Zimt abschmecken.

Das kleine Extra

Naturreis ist im Vergleich zum geschälten Reis wesentlich reicher an Vitaminen und Ballaststoffen und sollte deshalb unbedingt bevor-zugt werden. Sie können auch Vollkornmilchreis verwenden, wenn Sie ihn bekommen. Er muss allerdings etwa 15 Minuten länger kochen.

Am vitaminreichsten und schmackhaftes-ten sind diejenigen Äpfel, die nicht erst von weither antransportiert wur-den. Gute einheimi-sche Sorten sind Cox Orange, Bos-kop, Goldparmänen und James Grieve.

Die Fit-Bewertung

Dieses Frühstück ist zwar zeitaufwändig, doch es lohnt sich. Denn das Gericht liefert wertvolle Kohlenhydrate in der Kombination aus Sofort- und Langzeitenergie. Dazu Ballaststoffe und wertvolle B-Vitamine für einen klaren Kopf und einen fitten Körper.

● *Fettgehalt:* 5 Gramm   ● *Kilokalorien:* 475

Früchtemüsli

Knackig und fruchtig: Da haben die Zähne was zu beißen.

Zutaten

50 g fertiges Nussmüsli • 200 ml fettarme Milch • 1 Banane
1 frische Feige • 1 Prise Zimt

Zubereitung

Das Müsli mit der Milch übergießen und kurz quellen lassen. Die Banane und die Feige in Scheiben schneiden und in das Müsli geben. Zuletzt alles mit 1 Prise Zimt abschmecken.

Nehmen Sie für Ihr selbst gemischtes Müsli möglichst ungeschwefelte Trockenfrüchte aus dem Reformhaus. Die sehen zwar etwas schrumpeliger und brauner aus, stehen den geschwefelten aber im Geschmack keinesfalls nach.

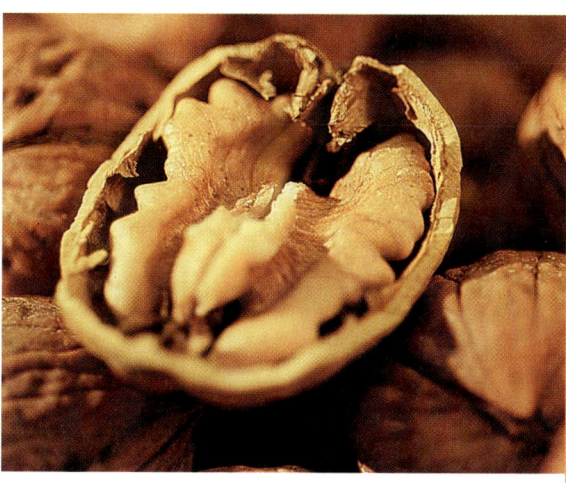

Haselnuss und Mandelkern, Pistazie oder Walnuss – Nüsse geben dem morgendlichen Müsli erst den richtigen Biss.

Das kleine Extra

Allergiker sollten sich ihre Müslimischung am besten selbst zusammenstellen. Aus verschiedenen Flocken, Nüssen, Kernen und Trockenfrüchten lassen sich köstliche Kreationen komponieren, die garantiert ohne Nebenwirkungen bleiben.

Fettarme Milch enthält genauso viel Eiweiß, Mineralstoffe und Vitamine wie Vollmilch mit Ausnahme der fettlöslichen Vitamine A und D. Viele Erwachsene und auch manche Kinder haben eine so genannte Milchzuckerunverträglichkeit. Wenn das auf Sie zutrifft, sollten Sie Ihr Müsli mit einem der zahlreichen Sauermilchprodukte zubereiten. Sie haben die Wahl zwischen Joghurt, Dickmilch, Buttermilch und Kefir.

Die Fit-Bewertung

Hier bekommen Sie die ideale Mischung von Kohlenhydraten aus Früchten und Müsli und Eiweiß aus der Milch. Die Banane liefert, sofern sie richtig reif ist, eine gute Portion des Antistressminerals Magnesium und Kalium. Zimt wirkt wie eine kleine Aromatherapie und weckt besonders in der kalten Jahreszeit die müden Lebensgeister durch seinen angenehm warmen und holzigen Duft.

● *Fettgehalt:* 10 Gramm   ● *Kilokalorien:* 450

Das pikante Frühstück

Manche bevorzugen etwas Herzhaftes für den Start in den Tag. Mit fettarmen Käse- und Wurstsorten kommen Sie gut über die Runden.

Zutaten

2 Vollkornbrötchen mit Sonnenblumenkernen • 2 TL körniger Senf
40 g Harzer Käse • 20 g luftgetrockneter Schinken • 1 Ei
1 halbes Bund Schnittlauch • Salz, Pfeffer aus der Mühle

Senf gibt den Speisen oft mehr Pfiff. Es werden viele Sorten angeboten, die es auszuprobieren lohnt: vom klassischen Dijonsenf über den süßlich-pikanten Weißwurstsenf bis hin zu gekräutertem oder mit Chili geschärftem Senf.

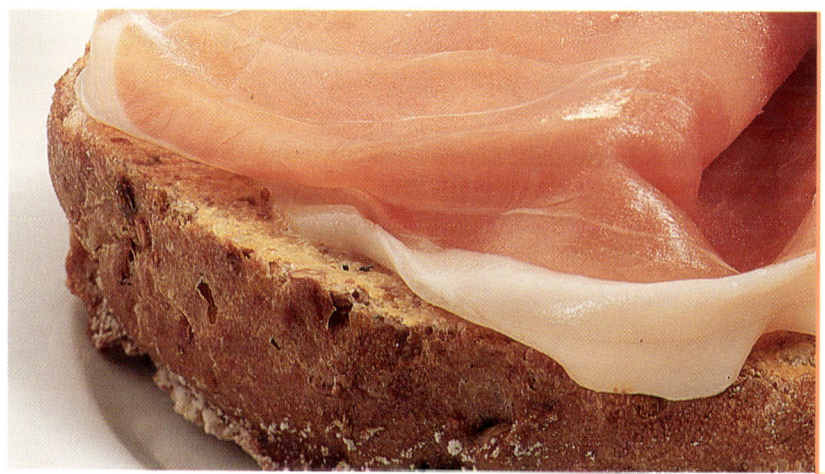

*Herzhaft und fettarm
ist diese Frühstücks-
variante. Den
Schnittlauch dazu
sollten Sie immer
frisch schneiden, da
er sonst schnell sein
Aroma verliert.*

Zubereitung

Brötchen mit Senf bestreichen, 1 Brötchen mit Harzer Käse belegen, das andere mit dem Schinken. Das Ei weich kochen. Den Schnittlauch in Röllchen schneiden. Das Ei mit dem Schnittlauch in ein Glas geben, mit Salz und Pfeffer würzen und alles leicht miteinander verrühren.

Das kleine Extra

Bei Wurst und Fleischwaren gilt die Regel: »What you see is what you get.« Je weniger vermischt, zerkleinert und vermahlen die Zutaten, desto besser ist der Fettgehalt zu erkennen. Luftgetrockneter Schinken z. B. ist ein naturbelassenes Fleischstück, bei dem die Fettanteile deutlich zu erkennen sind und leicht entfernt werden können.

Die Fit-Bewertung

Harzer Käse ist extrem fettarm (weniger als ein Gramm Fett pro 100 Gramm), enthält aber sehr viel Milcheiweiß. Er gehört zu den Sauermilchkäsen. Zur selben Familie gehören die ebenso gesunden

Lufttrocknen sorgt bei Schinken für ein besonders mildes Aroma. Zu den besten Sorten gehören Parma und San Daniele aus Italien sowie Serrano aus Spanien.

Korb- und Stangenkäse, Mainzer und Olmützer Quargel. Sonnenblumenkerne liefern Eisen und Zink für Fitness und Abwehrkräfte.

▶ *Fettgehalt:* 12 Gramm ▶ *Kilokalorien:* 430

Hauptgerichte für jeden Tag

Essenseinladungen erschüttern oft die besten Diätvorsätze. Halten Sie sich bei den Getränken möglichst an leichte oder mit Mineralwasser gemischte Weine sowie Tomaten- oder Fruchtsaft.

Die Hauptmahlzeiten müssen eine hohe Nährstoffdichte haben, um uns fit zu halten, aber nicht zu belasten. Unter Nährstoffdichte versteht man den Gehalt an Vitaminen und Mineralstoffen pro Kalorien. Ein Lebensmittel, das vergleichsweise wenig Kalorien aufweist und gleichzeitig ein guter Lieferant bestimmter Vitamine oder Mineralstoffe ist, hat eine hohe Nährstoffdichte und ist im FIT FOR FUN-Sinn als besonders hochwertiges Lebensmittel einzustufen. Dazu gehören Obst und Gemüse, aber auch fettarmes Fleisch, Fisch und Milchprodukte. Getreide, Hülsenfrüchte, Kerne und Körner liefern zwar relativ viele Kalorien, sind aber auch reich an wertvollen Inhaltsstoffen. Etwas anders liegt der Fall bei Ölen und Fetten. Bei ihnen sieht das Verhältnis zwischen Nährstoffen und Kaloriengehalt schon erheblich ungünstiger aus. Sie enthalten zwar die fettlöslichen Vitamine A und E, aber auch reichlich Kalorien. Die Nahrungsfette sollten sparsam eingesetzt werden. Zu einer gesunden und ausgewogenen Ernährung gehören sie aber dennoch.

Vitamine in Bestform statt leerer Kalorien

Industriezucker und Alkohol dagegen brauchen wir nicht. Sie enthalten außer Kalorien keine lebensnotwendigen Nährstoffe. Früher nannte man das leere Kalorien. Wissenschaftlich betrachtet, haben sie

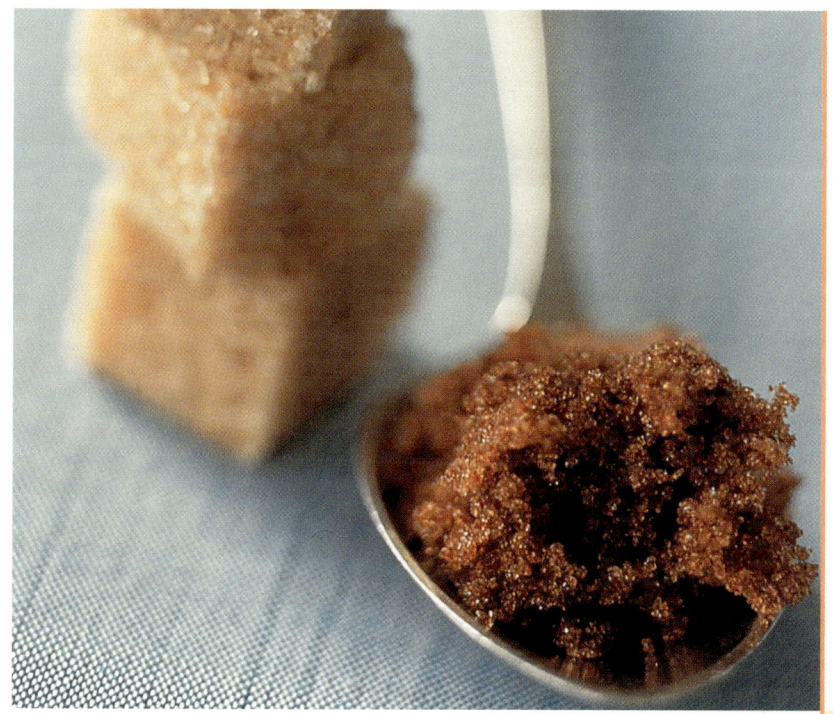

*Wer Zucker als über-
legt zu dosierendes
Gewürz versteht,
dem wird es leichter
fallen, ihn bewusst
einzuschränken oder
vielleicht sogar ganz
darauf zu verzichten.*

eine Nährstoffdichte von praktisch Null. Bei unseren Hauptgerichten haben wir bevorzugt Lebensmittel mit hoher Nährstoffdichte eingesetzt – damit Sie bei niedrigem Kaloriengehalt optimal mit allen Stoffen versorgt werden, die Sie brauchen.

Auswahl ganz nach Tageslaune

Sie finden hier eine Mischung aus warmen und kalten Hauptgerichten, die Sie selbst auf den Tag verteilen können. Dazu gehören Pfannengerichte, Suppen, Sandwiches, Salate – mal vegetarisch, mal mit Fleisch, mal mit Fisch. So kommt die Abwechslung nicht zu kurz, und Sie können nach Ihren Lieblingszutaten auswählen.

Die gesündeste Süße steckt sicherlich in reifen Früchten. Genießen Sie Obstsalat oder frisches Obst zu Müsli oder in der Quarkspeise.

Dosentomaten sind oft aromatischer als die frischen. Bei der Verwendung von frischen Tomaten müssen Sie eventuell noch etwas Tomatenmark hinzugeben, um den Geschmack zu intensivieren.

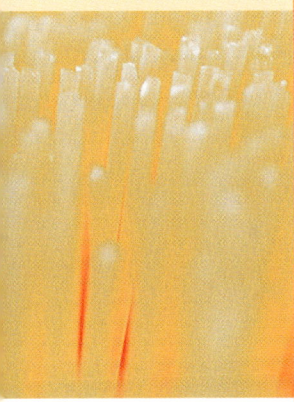

Pasta aus Weizenmehl ist ein Grundbaustein der italienischen Küche. Vollkornnudeln sind gesünder, haben aber auch eine längere Garzeit.

Köstliches mit Fisch und Fleisch

Spaghetti mit Muschelsauce

Ein problemlos zuzubereitendes Essen für Nudelfans.

Zutaten

1 Zwiebel • 1 Knoblauchzehe • 1 TL Olivenöl • 1 Chilischote
1/2 Dose geschälte Tomaten • 1/4 l Wasser • 100 g Miesmuschelfleisch • Salz, Pfeffer aus der Mühle • 1 TL Balsamicoessig • Thymian (frisch oder getrocknet) • 100 g Vollkornspaghetti

Zubereitung

Zwiebel und Knoblauch abziehen, würfeln und im Olivenöl anbraten. Chilischote der Länge nach aufschneiden, entkernen und in feine Ringe schneiden. Zugeben und mit anbraten. Tomaten und das Wasser zugeben und bei offenem Deckel und starker Hitze etwa 30 Minuten lang garen lassen. Die Miesmuscheln in der Sauce erwärmen. Mit Salz, Pfeffer, Essig und Thymian abschmecken. Die Vollkornspaghetti in Salzwasser gar kochen und mit der Muschelsauce mischen.

Die Fit-Bewertung

Das Rezept kombiniert wertvolle Kohlenhydrate und Eiweiß. Außerdem ist es reich an Jod und Vitamin E (deckt den vollen Tagesbedarf).
● *Fettgehalt:* 11 Gramm   ● *Kilokalorien:* 500

Das kleine Extra

Seien Sie vorsichtig beim Verarbeiten von Chilischoten. Danach muss man sich gründlich die Hände waschen und darf sich nicht die Finger ablecken oder die Augen reiben. Chilis gibt es in zahlreichen Formen und Schärfegraden, wobei im Allgemeinen die Regel gilt: je kleiner, desto schärfer.

Forelle blau

Ein kalorienarmes Festtagsessen für Fischfreunde. Laden Sie doch mal jemanden dazu ein!

Zutaten

1 küchenfertige Forelle • Salz • 1 Lorbeerblatt • Essig • 3 kleine Kartoffeln • 2 EL Crème fraîche • 1 TL geriebener Meerrettich
30 g Feldsalat • 1 Schalotte • 1 TL Balsamicoessig • 1 TL körniger Senf
1 EL Orangensaft • 1 TL Olivenöl • Pfeffer aus der Mühle

Zubereitung

Den Fisch von innen und außen waschen. Etwa 1 Liter Salzwasser mit Lorbeer und Essig aufkochen. Die Forelle im Sud 15 Minuten lang gar ziehen lassen. Den Topf dafür von der Kochstelle nehmen. Die Kartoffeln schälen, in kochendem Salzwasser garen. Crème fraîche und Meerrettich verrühren. Den Feldsalat putzen und waschen. Die Schalotte abziehen und sehr fein würfeln. Für das Dressing Essig, Senf und Orangensaft gut miteinander verquirlen. Öl und Schalottenwürfel darunter schlagen. Mit Salz und Pfeffer abschmecken. Die Kartoffeln abgießen, mit der Forelle, Meerrettichsahne und Feldsalat anrichten.

Das kleine Extra

Die Forelle beim Waschen nicht zu kräftig schrubben. Sonst löst sich die Schleimschicht, die den Fisch umgibt, und er wird beim Garen nicht mehr blau.

Die Fit-Bewertung

Eine Forelle liefert den Tagesbedarf an Vitamin D. Dieses Vitamin ist ein Nährstoff, den wir uns vor allem im Herbst und Winter mit der Nahrung zuführen müssen.

● *Fettgehalt:* 16 Gramm ● *Kilokalorien:* 500

Forellen aus Gebirgsflüssen gelten als die besten. Regenbogenforellen werden vor allem in Zuchtteichen gehalten. Die Lachsforelle ist ein Riesenfisch von bis zu einem Meter Länge und hat wie der Lachs rosafarbenes Fleisch.

Seelachs in Pergamenthülle

Schonend mit Papier umwickelt und gegart, bleibt der Fisch saftig.

Zutaten

1 kleine Fenchelknolle mit Grün • 1 kleine Zucchini • 1 Schalotte
20 g Kräuterbutter • 200 g Seelachsfilet • Salz • weißer Pfeffer
1 Limette • 3 Bögen Pergamentpapier • 2 Scheiben Vollkorntoast

Zubereitung

Den Fenchel waschen, putzen und in Spalten schneiden. Die Zucchini in sehr dünne Scheiben schneiden. Die Schalotte abziehen und in Ringe schneiden. Das Fenchelgrün fein hacken, in der Butter andünsten. Die Schalottenringe und das Gemüse zugeben und darin schwenken. Das Seelachsfilet unter kaltem Wasser waschen, trockentupfen, salzen und pfeffern. Die Limette in Scheiben schneiden. 2 Bögen Pergamentpapier übereinander legen. Gemüse und Seelachs darauf verteilen, mit Limettenscheiben belegen. Mit dem letzten Bogen abdecken und die Ränder mehrmals umknicken. Auf einem Blech bei 200 °C im Backofen ca. 15 Minuten lang garen. Das Paket erst auf dem Teller öffnen. Dazu schmeckt Toastbrot gut.

Das kleine Extra

Beim Garen im Pergamentpapier sparen Sie Fett, und das Gargut bleibt besonders saftig.

Die grünen Limetten sind zwar etwas teurer als Zitronen, aber dafür auch aromatischer und saftreicher. Auch die Schale kann man verwenden, da sie in der Regel unbehandelt ist.

Öfter mal Fisch statt Fleisch. Fischgerichte sind leichter und liefern wertvolle Nährstoffe.

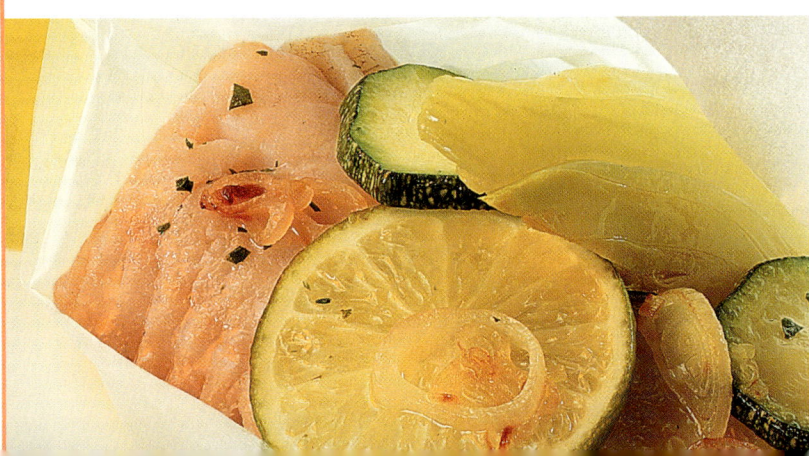

Die Fit-Bewertung

Seelachs ist reich an Jod. Vor allem die Schilddrüse braucht das wichtige Spurenelement, um einwandfrei zu arbeiten. Ein bis zwei Fischportionen pro Woche gehören deshalb auf Ihren Speiseplan.

- *Fettgehalt:* 20 Gramm
- *Kilokalorien:* 500

Pochiertes Schweinefilet

In würzigem Sud gegartes Filet wird butterzart. Dazu schmeckt marktfrischer Sauerampfer besonders interessant.

Zutaten

1 Bund Suppengrün • 1/2 unbehandelte Zitrone • 3 fest kochende Kartoffeln • 1 Gewürznelke • 1 Lorbeerblatt • 2 weiße Pfefferkörner 1 TL Instantgemüsebrühe • 125 g mageres Schweinefilet 1 kleiner Meerrettich • 1 Bund Sauerampfer • Salz, weißer Pfeffer aus der Mühle • 2 EL Crème fraîche

Zubereitung

Das Gemüse putzen und zerkleinern. Von der Zitrone 2 dünne Scheiben abschneiden. Die Kartoffeln schälen. Mit Gemüse, Gewürzen, 1/2 Liter Wasser und der Brühe aufkochen. Das Filet darin bei schwacher Hitze zugedeckt ca. 20 Minuten gar ziehen lassen. Die Zitrone auspressen, den Meerrettich schälen und fein raspeln. Sofort mit dem Zitronensaft vermischen. Den Sauerampfer verlesen und putzen. Filet, Suppengemüse und Kartoffeln aus dem Sud nehmen und warm stellen. Den Sud durch ein Sieb streichen und bei starker Hitze einige Minuten lang auf die halbe Flüssigkeitsmenge einkochen lassen. Den Sauerampfer sowie den Meerrettich zugeben und mit einem Mixstab darin pürieren. Mit Salz und Pfeffer abschmecken. Die Crème fraîche vorsichtig unterziehen. Das Filet in Scheiben schneiden, mit Kartoffeln, Gemüse und der Sauce auf Tellern anrichten.

Der spinatähnliche Sauerampfer hat einen angenehm säuerlichen Geschmack. Wählen Sie beim Einkaufen möglichst junge, zarte Blätter.

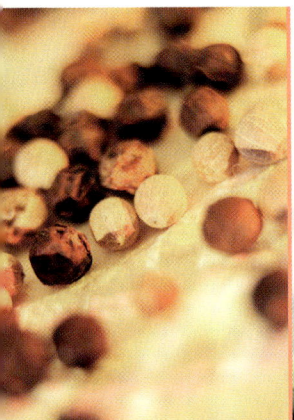

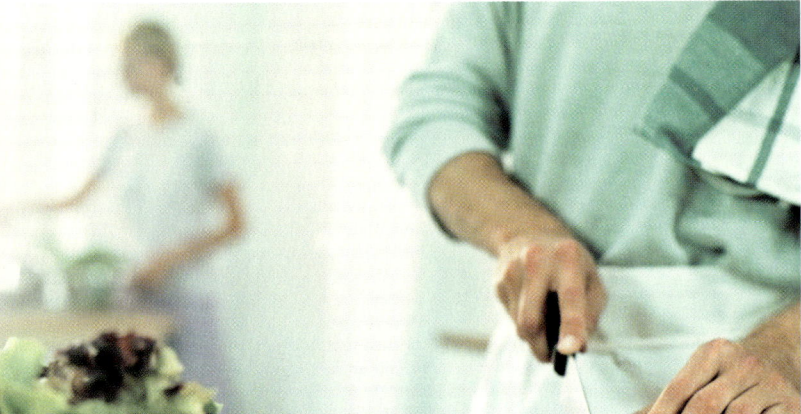

Verwenden Sie beim Kochen immer frisch gemahlenen Pfeffer aus der Mühle – der hat das beste Aroma.

Sauerampfer sollte man erst unmittelbar vor Gebrauch kurz in kaltem Wasser schwenken, damit seine wertvollen Vitamine nicht verloren gehen.

Das kleine Extra

Pochieren ist eine der fettärmsten Zubereitungsarten für Fleisch überhaupt. Der würzige Sud wird anschließend eingekocht und für eine intensive Sauce verwendet.

Meerrettich darf niemals mitkochen, sondern wird erst zum Schluss zu Saucen gegeben. Er verliert sonst völlig sein Aroma und seine pikante Schärfe.

Die Fit-Bewertung

Schweinefleisch ist reich an Eisen, Selen und Vitamin B1. Besonders das Filet liefert viel wertvolles Eiweiß bei geringem Fettgehalt. Frischer Sauerampfer trägt zur Deckung des täglichen Bedarfs an Karotin und Vitamin C bei.

● *Fettgehalt:* 12 Gramm   ● *Kilokalorien:* 380

Chinapfanne mit Hähnchenbrust

Ein schnelles Rezept für mageres Geflügelfleisch. Schmeckt am besten, wenn es im Wok zubereitet wird. Notfalls tut es natürlich auch eine Pfanne.

Zutaten

60 g Naturreis • Salz • 100 g Hähnchenbrust • Pfeffer aus der Mühle
1 Knoblauchzehe • 1 Möhre • 1 Frühlingszwiebel • 50 g Austernpilze
50 g tiefgekühlte Zuckerschoten • 1 EL Sesamöl • Sojasauce
1/2 Bund frischer Koriander

Zubereitung

Den Reis in etwa 1/4 Liter Salzwasser zum Kochen bringen und ca.
30 Minuten lang bei schwacher Hitze ausquellen lassen. Die Hähnchenbrust waschen, gründlich trockentupfen, nach Belieben salzen
und pfeffern.

Den Knoblauch abziehen und zerdrücken. Möhre in feine Streifen,
Frühlingszwiebel in feine Ringe schneiden. Austernpilze putzen, in
mundgerechte Stücke schneiden. Zuckerschoten antauen. Das Öl im
Wok oder einer beschichteten Pfanne erhitzen. Das Fleisch kross
anbraten. Gemüse zugeben und andünsten. Bei Bedarf noch etwas
Wasser zugeben. Mit Salz, Pfeffer und Sojasauce abschmecken. Koriander fein schneiden und unterheben.

Zuckerschoten
haben eine ganz
kurze Saison. Da-
nach sind sie meist
nur noch importiert
und leicht ange-
welkt im Handel zu
finden. Hier lohnt es
sich, zur Haupt-
saison zuzugreifen
und das edle Ge-
müse einzufrieren.

*Sojasauce und Aus-
ternpilze verleihen
diesem Wokgericht
die asiatische Note.
Sie können das
Gericht auch mit in
Streifen geschnit-
tenen Bambus-
sprossen variieren.*

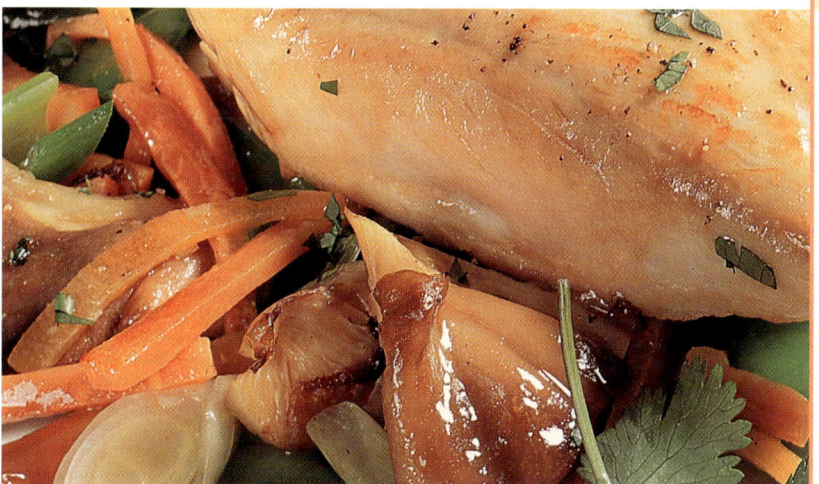

Sojasauce brauchen Sie für fast alle fernöstlichen Gerichte. Sie gilt als älteste Würzsauce der Welt und schmeckt je nach Herkunft unterschiedlich. Chinesische Sojasauce ist salzig und dickflüssig, japanische dünn und aromatisch würzig, indonesische dünn und süß.

Das kleine Extra

Sie bekommen fast alle Kräutersorten frisch, wenn Sie sie beim Gemüsehändler vorbestellen. Er kann sie auf dem Großmarkt besorgen. Koriandergrün kann man leider kaum auf dem Balkon oder im Garten ziehen – es braucht viel Wärme und geht bei uns meist rasch ein.

Die Fit-Bewertung

Hähnchenbrust ist ausgesprochen fettarm (enthält nur ein Prozent Fett) und dabei reich an den wertvollen Stoffwechselvitaminen B1, B2, Niazin und B6.

- *Fettgehalt:* 13 Gramm
- *Kilokalorien:* 510

Im Mittelpunkt – Gemüse

Rosenkohlgratin mit Käsekruste

Zutaten

500 g Rosenkohl • Salz • 2 Scheiben Vollkornbrot mit Sonnenblumenkernen • 50 g Edamer (Fettgehalt 30 %) • Pfeffer aus der Mühle geriebene Muskatnuss • 1 EL Crème fraîche

Zubereitung

Den Rosenkohl putzen und in Salzwasser 15 Minuten lang garen, dann abgießen. Das Brot in kleine Würfel schneiden und in einer heißen Pfanne ohne Fett etwas anrösten. Zum Abkühlen sofort aus der Pfanne nehmen. Käse reiben und mit den Brotwürfeln vermischen. Den Rosenkohl in eine Auflaufform geben. Mit Salz, Pfeffer und Muskatnuss würzen. Crème fraîche mit einem Messer auf den Rosenkohlköpfchen verteilen. Brot-Käse-Mischung darüber geben. Auf der mittleren Schiene im Backofen bei 250 °C gratinieren, bis der Käse leicht gebräunt ist.

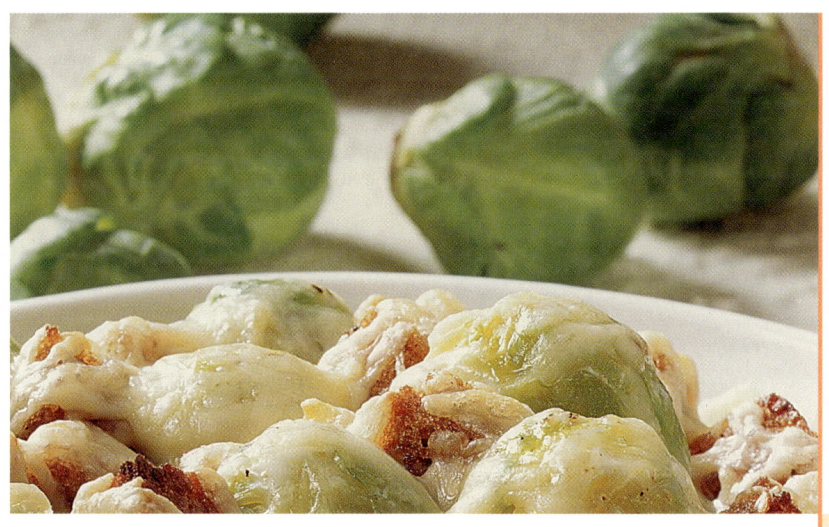

Gleichmäßig gar und trotzdem bissfest wird Rosenkohl für dieses Gericht, wenn man ihm beim Putzen ein kleines Kreuz in den Strunk schneidet.

Das kleine Extra

In der gemüsearmen Jahreszeit können Sie natürlich dafür auch tiefgekühlten Rosenkohl verwenden; sein Vitamingehalt ist genauso gut. Eine 300-Gramm-Packung entspricht dabei der in unserem Rezept angegebenen Menge.

Auch viele andere Gemüsearten kann man auf diese Art zubereiten. Probieren Sie statt Rosenkohl beispielsweise auch einmal Kohlrabi oder Schwarzwurzeln.

Die Fit-Bewertung

Rosenkohl ist reich an Vitamin C (der Tagesbedarf ist mit diesem Gericht gedeckt) und Mineralstoffen. Nutzen Sie die Kohlsaison, um das zarte Gemüse so oft wie möglich zu genießen! In einzelne Blättchen zerpflückt, ist er eine delikate Suppeneinlage (dann nur ganz kurz erhitzen!).

● *Fettgehalt:* 15 Gramm   ● *Kilokalorien:* 500

Weichen Käse wie Edamer kann man besser reiben, wenn man ihn zuvor kurz ins Tiefkühlfach legt. Geriebener Käse lässt sich auch sehr gut portionsweise einfrieren und kann ohne vorheriges Auftauen zum Überbacken verwendet werden.

Schafskäse oder Feta gibt es in milderen oder würzigeren Sorten. Fetakäse wird auch häufig ganz oder teilweise aus Kuhmilch herge-stellt; er ist dann fester in der Kon-sistenz und milder. Schärfer und eher krümelig sind die Sorten aus Schafs-milch, die haupt-sächlich aus Grie-chenland, Bulgarien und Korsika impor-tiert werden.

Nudelauflauf mit Schafskäse

Zutaten

90 g kurze Vollkornnudeln • Salz • 1 Zwiebel • 1 Knoblauchzehe
1 gelbe Paprikaschote • 1 Zucchini • 1 TL Olivenöl • 1/2 Dose Tomaten
Pfeffer aus der Mühle • 50 g Schafskäse

Zubereitung

Die Nudeln in reichlich kochendem Salzwasser bissfest garen und anschließend abgießen. Die Zwiebel und den Knoblauch abziehen. Beides fein würfeln. Paprika in mundgerechte Stücke, Zucchini in Scheiben schneiden. Das Olivenöl in einer beschichteten Pfanne erhit-zen. Zwiebel und Knoblauch darin anbraten. Gemüse zugeben und kurz darin andünsten. Die Tomaten grob zerkleinern, mit dem Gemü-se und den Nudeln mischen, kräftig mit Salz und Pfeffer abschmecken. Alles in eine Auflaufform geben. Den Schafskäse würfeln und auf dem Ganzen verteilen. Nudelauflauf im Backofen bei 200 °C auf der mittleren Schiene ca. 25 bis 30 Minuten lang leicht bräunen.

Das kleine Extra

Wenn Tomaten Saison haben und preisgünstig sind, können Sie auch frische verwenden. Nehmen Sie Flaschentomaten aus Italien oder heimische Suppentomaten. Sie sind besonders aromatisch. Tomaten überbrühen, Haut und Strunk entfernen. Für den Auflauf brauchen Sie 4 bis 5 Stück davon.

Die Fit-Bewertung

Vollkornnudeln enthalten gut doppelt so viel Magnesium wie Weiß-mehlnudeln, und ihr Gehalt an B-Vitaminen ist durchweg höher. Das macht sie besonders für Gestresste zur gesünderen Alternative. Ihr etwas anderer Biss macht sie zunächst vielleicht etwas gewöh-

nungsbedürftig. Besonders gut schmecken Vollkornnudeln aus Hart-
weizen, die es mit und ohne den Zusatz von Eiern gibt.

● *Fettgehalt:* 19 Gramm   ● *Kilokalorien:* 600

Pikanter Bohnentopf

Auch deftige Hausmannskost passt in eine Diät. Wenn man weiß, wie
sie fettarm variiert wird, kann man ausgiebig in köstlichen Gemüseeintöpfen für jede Jahreszeit schwelgen. Durch die Würzung mit verschiedenen frischen Kräutern und anderen Gewürzen ergeben sich
vielfältige Varianten, die keine Langeweile aufkommen lassen.

Zutaten

3 große Kartoffeln · 1 Zwiebel · 400 g grüne Bohnen · 1 Bund Bohnenkraut · 40 g durchwachsener Speck · 2 TL gekörnte Brühe
1 Bund Petersilie · 2 kleine Tomaten · Salz, Pfeffer

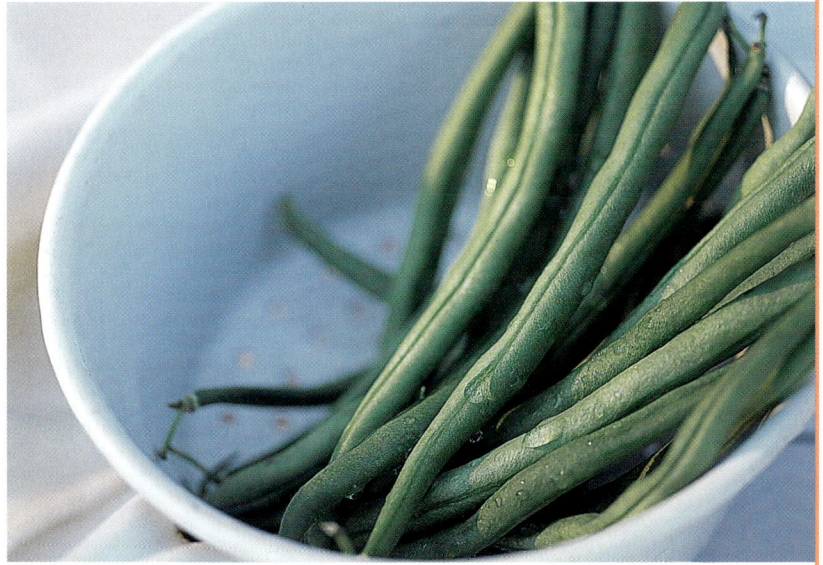

Bei Vollkornnudeln
müssen Sie auf das
Haltbarkeitsdatum
achten und sollten
sich keine größeren
Vorräte zulegen.
Wie auch beim Voll-
kornmehl ist die
Lagerfähigkeit viel
kürzer als bei Pro-
dukten aus ausge-
mahlenem weißem
Mehl.

*Grüne Bohnen haben
eine hohe Nährstoff-
dichte an Kalium,
Kalzium, Eisen und
Karotinoiden.
Knackig frisch
schmecken sie am
besten.*

Zubereitung

Die Kartoffeln schälen und in mundgerechte Stücke schneiden. Zwiebel abziehen und würfeln. Bohnen und -kraut waschen und putzen. Den Speck fein würfeln und in einem Topf auslassen. Zwiebel und Kartoffeln darin anbraten. Bohnen, Bohnenkraut, Brühe und 300 Milliliter Wasser zugeben. Zugedeckt ca. 15 Minuten schwach kochen lassen. Petersilie hacken. Tomaten achteln. Beides kurz miterhitzen.

Das kleine Extra

Der Trick mit dem Auslassen: Verwenden Sie durchwachsenen Speck, und nutzen Sie das enthaltene Fett als Bratfett. Beim langsamen Anbraten tritt es aus, und Sie können Gemüse darin andünsten. So bekommt das Gericht zusätzlich ein herzhaftes Aroma.

Die Fit-Bewertung

Reichlich Gemüse zum Sattessen, das wertvolles Vitamin C, Kalium und Magnesium liefert.

● *Fettgehalt:* 16 Gramm   ● *Kilokalorien:* 535

Knackig-frische Salate

Ein guter Salat stellt auch im Job eine prima Alternative dar. Natürlich kostet es etwas Mühe, die Zutaten dafür zusammenzustellen – aber welch ein Unterschied zu einem lieblosen Schnellimbiss!

Fleisch in mäßigen Portionen sorgt für ausreichend Eisen im Organismus. Reine Vegetarier müssen besonders auf ihren Eisenhaushalt achten, weil das lebenswichtige Metall aus pflanzlicher Nahrung vom Körper nur schwer zu verwerten ist.

Salat kann richtig anmachen – dafür sorgen die vielen Sorten und immer neue Dressings.

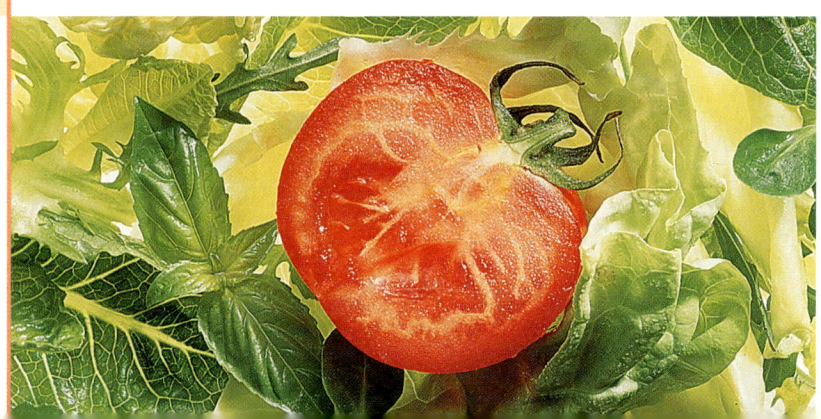

Pikanter Radieschensalat

Dieser Salat ist ein richtiger Fitmacher. Die Schärfe bringt Sie garantiert wieder auf Vordermann.

Zutaten

1 Bund Radieschen • 1 Zwiebel • 60 g Harzer Käse • 1/2 Kopf Blattsalat (z. B. Römersalat, Eichblattsalat oder Lollo Rosso) • 1 EL körniger Dijonsenf • 4 EL Apfelsaft • 2 TL Balsamicoessig • Salz, Pfeffer 1 TL Olivenöl • 1 Laugenbrezel oder 1 Vollkornbrötchen

Zubereitung

Die Radieschen waschen, putzen und in Scheiben schneiden. Die Zwiebel In feine Ringe schneiden. Harzer Käse fein würfeln. Den Blattsalat waschen, putzen und in mundgerechte Stücke zupfen. Mit den vorbereiteten Zutaten auf einem Teller anrichten. Für das Salatdressing Senf, Apfelsaft, Essig, Salz und Pfeffer kräftig miteinander verschlagen. Das Olivenöl zugeben und so lang rühren, bis sich eine sämige Mischung ergibt. Das Salatdressing gleichmäßig über den Teller mit dem Blattsalat träufeln und die Laugenbrezel oder das Vollkornbrötchen dazu essen.

Das kleine Extra

Um Öl zu sparen, können Sie Salatdressings beispielsweise mit Fruchtsaft, Gemüsebrühe oder Tomatensaft verlängern. Wenn Sie ganz frische Eier bekommen, können Sie die Salatsauce auch mit einem Eigelb binden. Falls Sie nicht ganz sicher sind, wie frisch das Ei ist, sollten Sie wegen der Gefahr einer Salmonelleninfektion lieber ein hart gekochtes Eigelb zerdrücken. Das macht die Sauce sämiger. Einen ähnlichen Effekt erreichen Sie, wenn Sie etwas mehr frisch gehackte Kräuter unterrühren. Weitere Alternativen sind auch eine zerdrückte Banane oder eine zerquetschte Kartoffel.

Radieschen gehören zur Rettichfamilie und sind Gemüse und Gewürz zugleich. Ihre Schärfe haben sie vom Senföl. Sie enthalten außerdem Vitamin C, Eisen und Kalium.

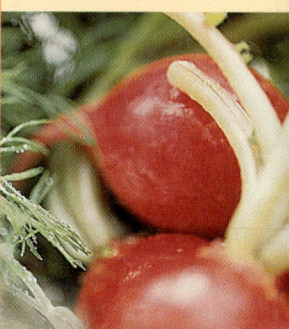

Die würzig schmeckenden Radieschen sind als Snack oder in Scheiben geschnitten auf dem Rohkostteller eine farbige und gesunde Bereicherung Ihrer Ernährung.

Die Fit-Bewertung

Ätherische Öle aus Radieschen und Zwiebel stimulieren die Atemwege und aktivieren den gesamten Stoffwechsel. Die angenehme Schärfe macht den Kopf wieder frei für klares Denken und bessere Konzentrationsfähigkeit. Der Salat deckt außerdem 40 Prozent des Kalziumtagesbedarfs.

Melonen sind eine erfrischende Köstlichkeit.

● *Fettgehalt:* 9 Gramm   ● *Kilokalorien:* 350

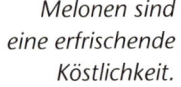

Salat mit Melone und Putenbrust

Eine köstliche Kombination aus erntefrischen Salaten und saisonalen Früchten mit knuspriger Putenbrust.

Zutaten

100 g gemischter Blattsalat (z. B. Eisbergsalat, Lollo rosso, Eichblattsalat, Rauke, Radicchio)
100 g Honigmelone • 1 Apfel • 2 EL Zitronensaft
1 EL Weißweinessig • 1/2 TL Ahornsirup • Salz, Pfeffer aus der Mühle • 1 TL Walnussöl 1/2 Bund Schnittlauch • 100 g Putenbrustfilet • 1 TL Sonnenblumenöl

Zubereitung

Salat waschen, putzen und in mundgerechte Stücke zupfen. Melonenfruchtfleisch würfeln. Apfel entkernen und das Fruchtfleisch in Spalten schneiden. Mit etwas Zitronensaft beträufeln. Blattsalat und Früchte auf einem Teller anrichten. Den Essig, restlichen Zitronensaft, Ahornsirup und Gewürze verquirlen. Walnussöl darunter schlagen. Schnittlauch in Röllchen schneiden und unterheben. Den Salat mit dem Dressing beträufeln. Die Putenbrust waschen, trockentupfen, salzen und pfeffern. Sonnenblumenöl in einer beschichteten Pfanne erhitzen und die Putenbrust darin goldbraun braten. Mit dem Salat anrichten. Pfeffer darüber mahlen.

Wenn Sie feststellen wollen, ob eine Honigmelone richtig reif ist: Schnuppern Sie mal! Die Melone sollte aromatisch duften und an Ananas erinnern.

Das kleine Extra

Wenn Sie häufiger Salat essen, kaufen Sie ruhig mehrere Salatköpfe auf einmal. Nicht gewaschen, eventuell leicht mit Wasser besprüht und in eine Tüte gewickelt, halten sie sich im Kühlschrank einige Tage lang frisch. So können Sie besser kombinieren und haben mehr Abwechslung. Bereits geputzte Salatblätter bewahrt man tropfnass in einer aufgepusteten und fest verschlossenen Plastiktüte kühl auf.

Die Fit-Bewertung

Geflügelbrust ist besonders reich an den B-Vitaminen B1, B2, Niazin und B6, denen sehr wichtige Stoffwechselfunktionen zukommen.

- *Fettgehalt:* 10 Gramm
- *Kilokalorien:* 340

Griechischer Salat

Erfrischend und pikant wie im Urlaub: mit Frühlingszwiebel und Tomaten. Bohnen und Käse sorgen dafür, dass der Salat satt macht.

Zutaten

1 Frühlingszwiebel · 2 eingelegte Peperoni · 1/2 gelbe Paprika
2 Tomaten · 150 g weiße Bohnen aus dem Glas · 40 g Schafskäse
5 EL Tomatensaft · 1 EL Balsamicoessig · 1 TL Olivenöl · Salz, Pfeffer
Tabasco · 1/2 Bund Schnittlauch · 1 Scheibe Vollkorntoast

Zubereitung

Frühlingszwiebel und Peperoni in feine Ringe schneiden. Paprika und Tomaten würfeln. Die Bohnen gut abtropfen lassen. Die vorbereiteten Zutaten miteinander vermischen. Den Schafskäse zerbröckeln und über den Salat streuen. Tomatensaft, Essig und Olivenöl zu einem Dressing verrühren. Mit Salz, Pfeffer und etwas Tabasco pikant abschmecken. Den Salat mit dem Dressing mischen. Den Schnittlauch in feine Röllchen schneiden und unterheben. Vollkorntoast dazu essen.

Bohnen und andere Hülsenfrüchte müssen normalerweise eingeweicht und recht lang gekocht werden. Diese Zeit können Sie sparen, indem Sie Konserven verwenden. Der Nährstoffgehalt ist nicht schlechter.

Vor allem in den heißen Sommermonaten schmeckt dieser erfrischende Salat. Sie können ihn auch prima mit Oliven variieren.

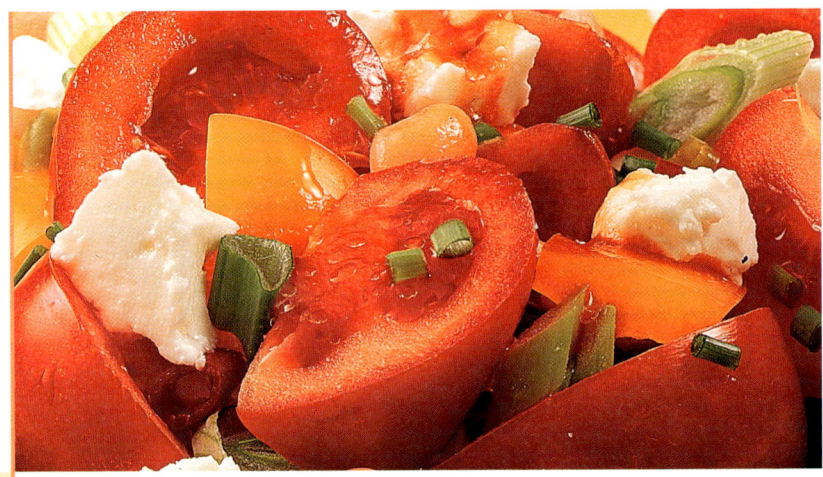

Kaufen Sie am besten kleinere Fenchelknollen mit viel Grün; dann erkennen Sie auch gut, wie frisch die Ware ist.

Das kleine Extra

Eigentlich wird Schafskäse aus Schafsmilch hergestellt. Es darf aber auch Kuhmilch verwendet werden. Dieser »Feta« fällt dann in der Regel etwas milder aus. Achten Sie also auf die Packungsangaben, oder fragen Sie beim Händler nach. Dann bekommen Sie den Schafskäse nach Ihrem Geschmack.

Die Fit-Bewertung

Enthält wertvolles pflanzliches Eiweiß aus Hülsenfrüchten, kombiniert mit Vitaminen. Das macht satt und hält fit. Der Salat deckt den halben Tagesbedarf an Eisen und Folsäure.

● *Fettgehalt:* 15 Gramm   ● *Kilokalorien:* 550

Fenchel-Orangen-Salat

Der im Geschmack anisähnliche Fenchel verbindet sich hervorragend mit Früchten. Bei uns ist er noch nicht so gebräuchlich, aber in den Mittelmeerländern ist er für viele Gerichte unentbehrlich.

Zutaten

1 Schalotte · 1 kleine Fenchelknolle mit Grün · 1 Orange · 10 Walnuss-
hälften · 1 Becher Magermilchjoghurt (150 g) · Salz, weißer Pfeffer
aus der Mühle · 1 Knoblauchzehe · 1 tiefgekühltes Pittafladenbrot

Zubereitung

Die Schalotte abziehen und fein hacken. Den Fenchel putzen, die holzigen Teile entfernen und den harten Strunk in der Mitte keilförmig
ausschneiden. Die Stiele kürzen und in Streifen schneiden. Das Fenchelgrün waschen und fein hacken. Die Orange so schälen, dass die
weiße Haut mitentfernt wird. Die Filets zwischen den Trennhäuten herausschneiden. Dabei den Saft auffangen. Die Walnüsse hacken. Joghurt
mit Orangensaft, Salz, Pfeffer, Fenchelgrün und Nüssen verquirlen
und abschmecken. Den Salat damit anmachen. Den Knoblauch abziehen. Aufgetautes Pittabrot toasten oder im Backofen anrösten, aufschneiden und mit dem frischen Knoblauch ausreiben. Das Pittabrot
nach Belieben mit dem Salat füllen oder dazu essen.

Das kleine Extra

Wer das leicht lakritzige Fenchelaroma liebt, kann es noch intensivieren, indem er frische Fenchelsamen zerstößt und hinzufügt.

Die Fit-Bewertung

Das Vitamin C aus Fenchel und Orange bringt die Abwehrkräfte auf
Vordermann und stärkt das Immunsystem. Eine knackige Winter-
rohkost, die hilft, die kalte Jahreszeit zu überstehen.

▸ *Fettgehalt:* 15 Gramm   ▸ *Kilokalorien:* 560

Folsäure braucht der Körper zur Blutbil-dung und für die Zellteilung. Beson-ders reichlich ist sie in Blattgemüsen – vor allem als Roh-kost –, in Leber und Vollkornprodukten enthalten.

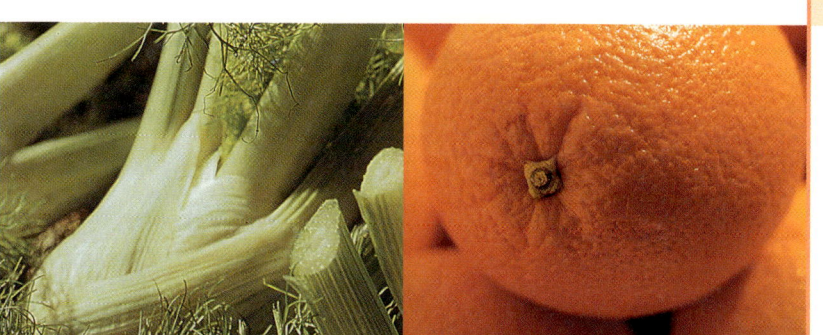

*Ein geschmacks-
starkes Team –
Fenchel und Orange.*

Pikant belegte Brote

Frühlingsquark zu Vollkornbrötchen

Selbst gemacht schmeckt der Quark viel besser als fertig gekauft. Da kommen die frischen Kräuter richtig zur Geltung.

Zutaten

1/2 rote Paprikaschote • 1 Frühlingszwiebel • 1 Bund gemischte Frühlingskräuter (ersatzweise 1 Päckchen tiefgekühlte Kräuter)
1 Knoblauchzehe • 125 g Quark (Fettgehalt 20 %) • 1 TL Leinsamen
Salz, Pfeffer aus der Mühle • 1 Vollkornbrötchen

Zubereitung

Die Paprikaschote fein würfeln. Die Frühlingszwiebel in feine Ringe schneiden. Alle Kräuter waschen und zerkleinern. Den Knoblauch abziehen, in den Quark drücken und unterrühren. Das Gemüse und die Kräuter unterheben. Den Leinsamen (möglichst geschrotet) dazugeben. Den Quark mit Salz und Pfeffer abschmecken. Das Vollkornbrötchen dazu essen.

Frische Kräuter sollte man vor dem Zerkleinern nur ganz kurz kalt waschen und gründlich trockenschütteln. Am leichtesten geht das Zerkleinern mit einem Wiegemesser. Das zarte Aroma verflüchtigt sich rasch, deshalb erst direkt vor der Verwendung hacken!

So ein appetitliches Sandwich ist ideal als kleiner Snack im Büro. Allerdings sollte man es immer frisch zubereiten, da es sonst durchweichen kann.

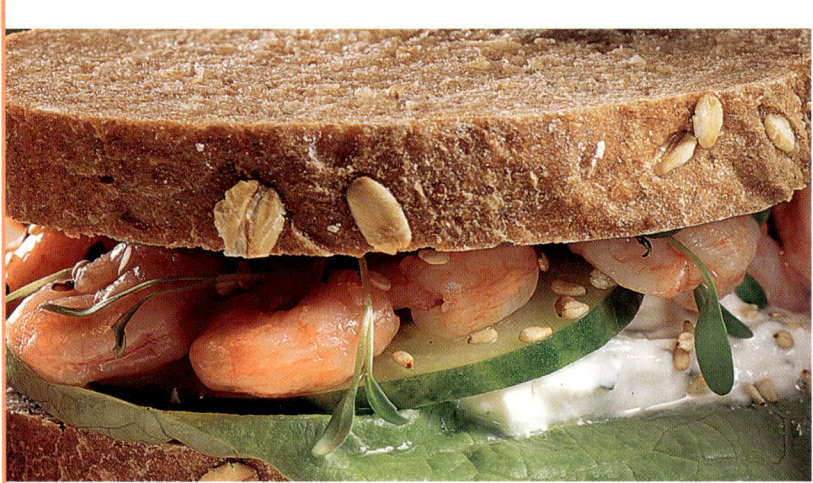

Das kleine Extra

Wenn Sie statt Quark Kefir nehmen und alle Zutaten kräftig durch-pürieren, bekommen Sie einen erfrischenden Vitamindrink.

Die Fit-Bewertung

Leinsamen ist ein magen- und darmfreundlicher Ballaststoff mit zusätzlichem Vitamin-E-Gehalt. Sein nussiger Geschmack passt gut zu pikanten und fruchtigen Quarkzubereitungen. Um in den Genuss all seiner Vorzüge zu kommen, sollte Leinsamen geschrotet werden. Denn unser Organismus kann die harte Schale der Samen nicht knacken.

- *Fettgehalt:* 10 Gramm
- *Kilokalorien:* 350

Krabbensandwich

Eine sehr feine Sache, so ein Krabbenbrot mit Dill und frischem, knusprigem Haferbrot – Vorsicht allerdings, bei Hitze verderben Meeresfrüchte rasch.

Zutaten

1 Blatt Kopfsalat · 1 kleines Stück Salatgurke · frischer Dill
2 EL Magerquark · Kräutersalz · weißer Pfeffer aus der Mühle
40 g Krabbenfleisch · Zitronensaft · 2 Scheiben Haferbrot
frische Kresse · 1 TL geröstete Sesamsamen

Zubereitung

Salat waschen und trockentupfen. Die Gurke waschen und in Scheiben schneiden. Den Dill fein hacken. Quark mit Dill, Salz und Pfeffer verrühren. Krabben mit Zitronensaft beträufeln und Pfeffer darüber mahlen. 1 Brotscheibe mit Salat belegen. Quark, Krabben, Gurke und Kresse darauf verteilen. Mit Sesam bestreuen und mit der anderen Brotscheibe abdecken.

Kräuterquark ist ein Allroundtalent und schmeckt auf Brot, zu Kartoffeln oder als Dip zu Gemüse. Mit verschiedenen Kräutermischungen und Gewürzen wie Paprika, Selleriesalz und grünem Pfeffer können Sie ihn immer wieder neu variieren.

179

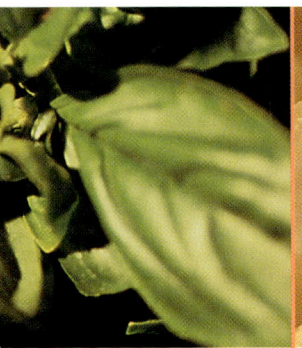
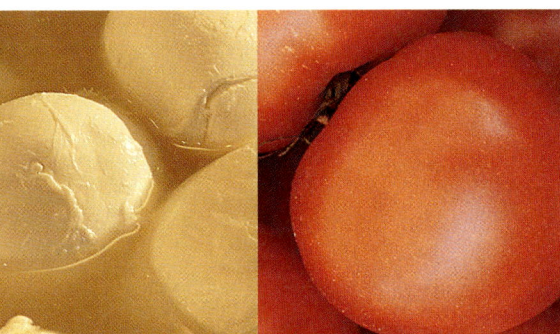

Viva l'Italia!
Die Nationalfarben
eignen sich auch
als Sandwich-
zutaten gut.

Besonders köstlich schmeckt das Sandwich mit den kleinen Nordseekrabben. Die sind allerdings ziemlich teuer. Natürlich tun es auch die etwas größeren und preiswerteren Shrimps.

Das kleine Extra

So ein Sandwich ist ideal vorzubereiten. Achten Sie darauf, dass der Salat richtig trocken ist, dann weicht das Brot nicht durch.

Die Fit-Bewertung

Erstaunlich, wie viel Nährwert zwischen zwei Brotscheiben Platz hat: Zink, Jod und Eiweiß aus den Krabben; wertvolle Kohlenhydrate und Vitamine steuert das Vollkornbrot dazu bei.

● *Fettgehalt:* 5 Gramm   ● *Kilokalorien:* 280

Italian Sandwich

Mozzarella, Tomate, Basilikum: die klassische italienische Vorspeise mal auf einem Brot.

Zutaten

1/2 Kugel Mozzarella (ca. 60 g) • 1/2 kleine rote Zwiebel
2 Flaschentomaten • 2 frische Salatblätter • einige Stiele Basilikum
2 EL Quark • 1 EL Mineralwasser • Salz, Cayennepfeffer
2 Scheiben Roggenmischbrot mit Sonnenblumenkernen
Balsamicoessig zum Würzen

Zubereitung

Den Mozzarella abtropfen lassen und in Scheiben schneiden. Zwiebel abziehen und in feine Ringe schneiden. Tomaten in Scheiben schneiden. Den Salat und die Basilikumblättchen waschen, putzen und trockentupfen oder -schleudern. Quark, Mineralwasser, Salz und Pfeffer glatt rühren. Brote damit bestreichen. 1 Scheibe mit Tomate, Mozzarella, Zwiebelringen und Basilikumblättchen belegen. Etwas Balsamicoessig darüber träufeln. Mit der anderen Brotscheibe abdecken und halbieren.

Das kleine Extra

Fragen Sie beim Käsehändler mal nach dem echten Büffelmozzarella. Der ist viel würziger! Die roten Zwiebeln sind besonders gut für Salate geeignet, weil sie mild und saftig schmecken.

Die Fit-Bewertung

Dieses Sandwich bietet eine ausgewogene Mischung aus Eiweiß, Fett und Kohlenhydraten. Zwiebel und Kräuter tragen stimulierende ätherische Öle bei. Diese Mahlzeit deckt den halben Tagesbedarf an Vitamin B12.

- Fettgehalt: 14 Gramm
- Kilokalorien: 380

Tomaten sind reich an Lykopin, einem Powerstoff mit Zellschutzwirkung. Das Gute: Er steckt auch in Tomatensaft und -sauce.

Reinbeißen und genießen! Ein bunt belegtes Brötchen ist herzhaft und gesund zugleich.

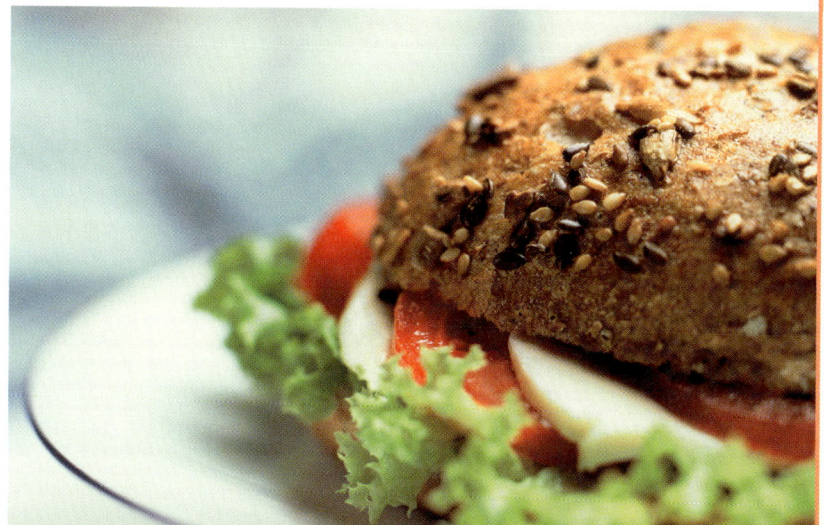

Kleine Fitmacher für Zwischendurch

15 fettarme und abwechslungsreiche Möglichkeiten, den kleinen Hunger zwischendurch zu stillen. Alle Pausensnacks können Sie ganz einfach in Ihr Baukastensystem einsetzen. Sie haben jeweils 100 Kilokalorien und maximal zweieinhalb Gramm Fett.

Für Süßschnäbel und Naschhafte

▸ Fruchtbuttermilch 200 Milliliter Buttermilch mit dem frisch gepressten Saft von 1 Orange verquirlen. Nach Belieben noch zusätzlich mit etwas Zimt würzen.

▸ Kiwiknäcke 1 Scheibe Knäckebrot mit 1 Teelöffel Hüttenkäse bestreichen. 2 Kiwis dazu essen.

▸ Melone 200 Gramm Fruchtfleisch von 1 ausgereiften Honigmelone – besonders erfrischend, wenn die Melone gut gekühlt ist.

▸ Weintrauben 150 Gramm weiße oder blaue Trauben.

▸ Himbeerquark 3 Esslöffel Magerquark mit 100 Gramm Himbeeren vermischen.

▸ Honigzwieback 2 Scheiben Vollkornzwieback mit 1 Teelöffel Honig bestreichen.

▸ Erdbeerjoghurt 100 Gramm Erdbeeren vierteln und mit 1 Becher fettarmem Joghurt (150 Gramm) verrühren.

▸ Cornflakes 3 Esslöffel Cornflakes mit 1/8 Liter fettarmer Milch übergießen.

▸ Fruchtsalat 1 Orange und 1 Kiwi klein schneiden, mit 1 Teelöffel Kokosraspeln mischen. Mit etwas Zitronensaft abschmecken.

▸ Birnenkefir 1 reife Birne in Stücke schneiden und mit 100 Milliliter fettarmem Kefir mischen. Eventuell mit Zimt abschmecken.

Herzhaftes für kleine Pausen

▸ Schnittlauchbrot 1/2 Scheibe Vollkornbrot mit 2 Esslöffeln Magerquark bestreichen. Salzen, pfeffern und mit 1 Esslöffel Schnittlauchröllchen bestreuen. Statt Schnittlauch können Sie auch gehackte Basilikumblätter und 1 kleine Tomate nehmen.

Weintrauben sind ein idealer Snack bei einem Leistungstief, weil der Traubenzucker einen schnellen Energieschub liefert. Besonders süß schmecken die griechischen kernlosen Sultanatrauben.

Kleine Fitmacher für Zwischendurch

▶ Möhrenrohkost 2 Möhren und 1 kleinen Apfel raspeln. Salzen, pfeffern, mit Zitronensaft und etwas Öl beträufeln.

▶ Gurkensnack 1 Salatgurke fein raspeln und mit 1 Becher fettarmem Joghurt (150 Gramm) verrühren. Nach Belieben mit frisch gepresstem Knoblauchsaft, Salz, Pfeffer und einigen Tropfen Tabasco abschmecken. Dazu 1 Scheibe Knäckebrot.

▶ Sellerie mit Dip 3 Esslöffel Magerquark mit 1 Teelöffel tiefgefrorenen Kräutern mischen. Mit Salz und Pfeffer abschmecken. 250 Gramm Stangensellerie dazu essen.

▶ Tomatenknäcke 2 Scheiben Vollkornknäcke mit je 1 Teelöffel Kräuterfrischkäse bestreichen. 2 Tomaten in Scheiben schneiden, darauf legen.

Möhrenrohkost sollten Sie mit etwas Fett essen. Nur so kann der Körper das darin enthaltene Beta-Karotin verwerten und in Vitamin A umwandeln.

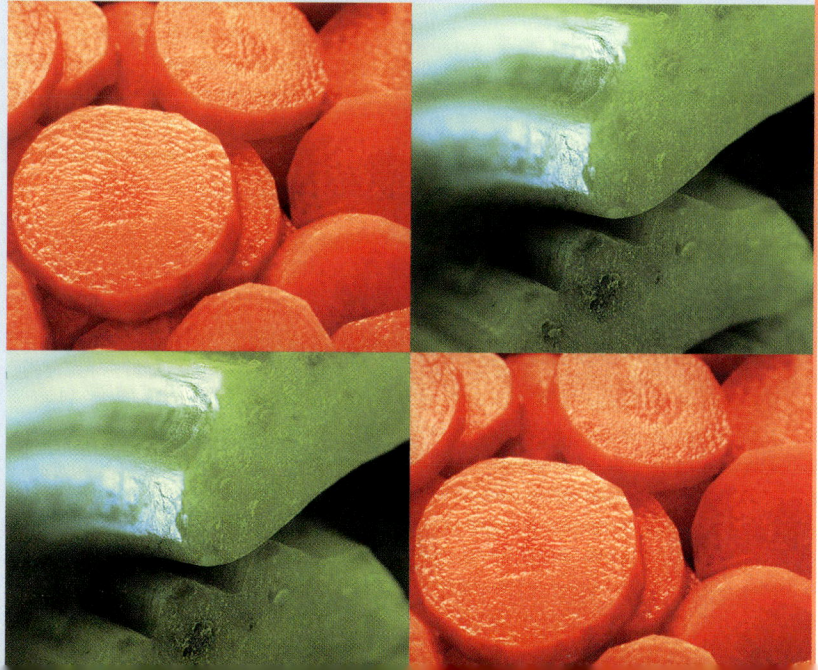

Farbenprächtiges Fitnessfutter: Möhren und Sellerie.

Fun-Rezepte sind ebenso gesunde
Schlankmacher wie die Fit-Rezepte –
nur ausgefallener, für noch mehr
Abwechslung beim Abnehmen!

Fun-Rezepte –
schlank mit Spaß

Raffiniert zur
tollen Taille

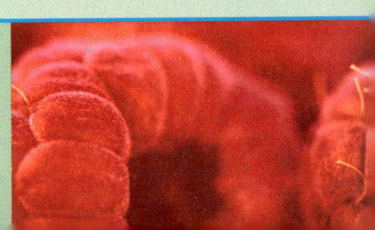

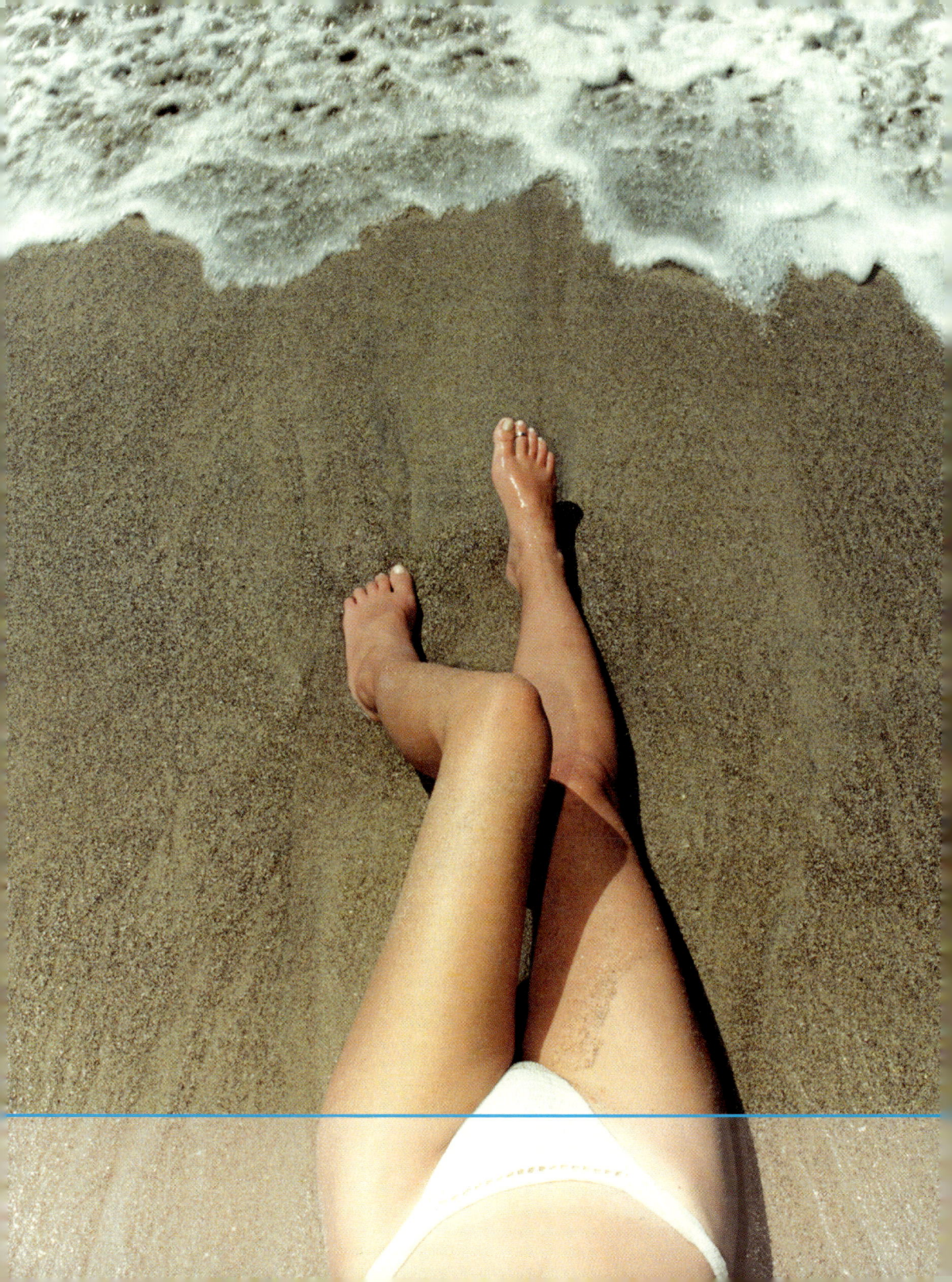

Das fängt ja gut an

Frühstücken wie ein König und zu Abend essen wie ein Bettelmann – an dieser Volksweisheit ist zumindest wahr, dass das Frühstück nicht zu knapp ausfallen sollte. Denn morgens brauchen Sie einen kräftigen Energieschub.

Unter Fun-Rezepten verstehen wir Gerichte, die einfach ein bisschen mehr Spaß machen. Wegen ihrer pfiffigen Zubereitung oder ihres ungewöhnlichen Geschmacks eignen sie sich gut für Einladungen, bei denen sich Ihre Gäste ganz bestimmt nicht auf Diät gesetzt fühlen. Natürlich können Sie sich aber auch ganz allein damit verwöhnen und etwas Abwechslung in Ihr Standardküchenrepertoire bringen. Zu jedem Rezept gibt es auch hier die Fit-Bewertung, die z. B. auf einen besonders hohen Vitamingehalt hinweist, sowie die Angabe des Fettgehalts in Gramm und der Kilokalorien.

Für Frühaufsteher und Morgenmuffel

Für die Fun-Frühstücke gelten natürlich dieselben Bedingungen wie für die Fit-Frühstücke. Auch sie müssen mit 400 bis 450 Kilokalorien und um die zehn Gramm Fett verbucht werden und sollen vor allem die Versorgung mit Kohlenhydraten gewährleisten.

Auf keinen Fall sollten Sie diese Kalorien einsparen, um dafür beim Abendessen doppelt zuzulangen. Ihr Organismus braucht einen Energieschub am Morgen, um richtig in Schwung zu kommen. Ein hastig gekippter Kaffee, gefolgt von schnell aus der Konditorei geholtem süßem Gebäck am Vormittag im Büro machen zwar auch satt, lassen aber sämtliche Vitamine und Eiweiße vermissen. Außerdem programmieren Sie sich selbst darauf, sich in Eile und ganz nebenbei mit irgendetwas »abzufüttern«. Wo bleibt da der Genuss? Anders liegt der Fall, wenn Sie am frühen Morgen einfach noch nicht viel herunterbekommen. Dann starten Sie eben mit einer Zwischenmahlzeit und holen das Frühstück später nach. Bitte lesen Sie dazu auch die Frühstücksempfehlungen ab Seite 152 nach.

Hallo-Wach-Müsli

Zutaten

200 ml fettarme Milch (1,5 % Fett) • 1 TL Kakaopulver • 1 TL Instant-kaffee • 3 EL kernige Haferflocken • 1 EL Cornflakes • 1 EL Kokos-raspel • 1 Banane • 1 EL Honig

Zubereitung

Milch aufkochen, Kakao und Kaffee zugeben und darin auflösen. Haferflocken, Cornflakes, Kokosraspel und Bananenstücke in eine Schale geben. Mit heißer Milch übergießen. Honig darüber geben.

Das kleine Extra

Wer keinen Instantkaffee zur Hand hat, kann auch zwei bis drei Kaffee-bohnen zwischen den Zähnen zerknacken. Statt Haferflocken kön-nen Sie auch Vollkornflockenmischungen nehmen.

Die Fit-Bewertung

Haferflocken sind besonders reich an B-Vitaminen, Magnesium, Eisen und Zink. Kombiniert mit fettarmer Milch und Obst ein Topfrühstück. Koffein sorgt für einen leichten Energieschub.

● *Fettgehalt:* 10 Gramm   ● *Kilokalorien:* 450

Das Müsli kann man auch gut auf Vorrat mischen, so dass Sie nur noch Milch, Früchte und Honig hinzufügen müssen. Statt frischer Banane können Sie auch mal getrocknete Bananenchips probieren.

Das FIT FOR FUN-Müsli macht auch den Müdesten morgens munter.

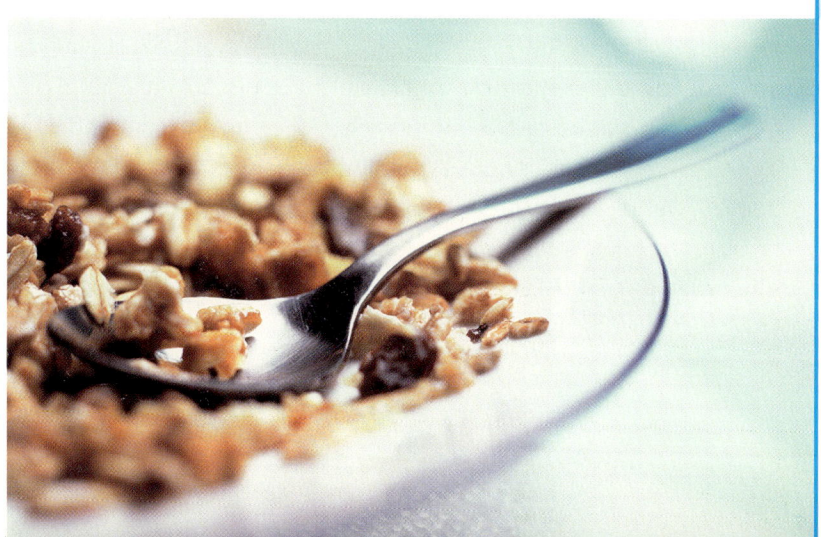

Studentenfuttermüsli

Kernig, knackig – das macht schon beim Kauen wach! Der Sanddornsirup sorgt für leichte Süße und fruchtigen Geschmack.

Zutaten

1 EL Studentenfutter (fertige Nuss-Frucht-Mischung)
4 EL zarte Haferflocken · 1 EL gesüßter Sanddornsirup
200 ml fettarmer Kefir (1,5 % Fett) · 1 reifer Pfirsich

Zubereitung

Studentenfutter und Haferflocken mischen. Sirup und Kefir unterheben. Den Pfirsich klein schneiden und untermischen.

Das kleine Extra

Trockenfrüchte kann man bei niedriger Temperatur (50 °C) und eventuell leicht geöffnetem Backofen auch selbst herstellen. Gut durch-
trocknen lassen und unter das Müsli mischen. Gut geeignet sind
Apfelringe, entsteinte Pflaumen und Bananenscheiben.

Die Fit-Bewertung

Nomen est omen – Studentenfutter enthält wichtige Nährstoffe, die
der Lernende benötigt, damit das Gehirn auf Hochtouren laufen kann.
Leider steckt in den Nüssen eine Menge Fett. Deshalb nur sparsam verwenden. Sanddornsirup steuert reichlich Vitamin C bei.

● *Fettgehalt:* 10 Gramm   ● *Kilokalorien:* 400

Kefir gilt als
das Getränk der
100-Jährigen. Jeden-
falls enthält der
spritzige Sauer-
milchdrink hoch-
wertiges Eiweiß,
Vitamine und Mine-
ralstoffe und sorgt
für eine geregelte
Verdauung.

*Müsli – mit Früchten
der Saison kann
man immer neue
Geschmacksnuancen
entdecken.*

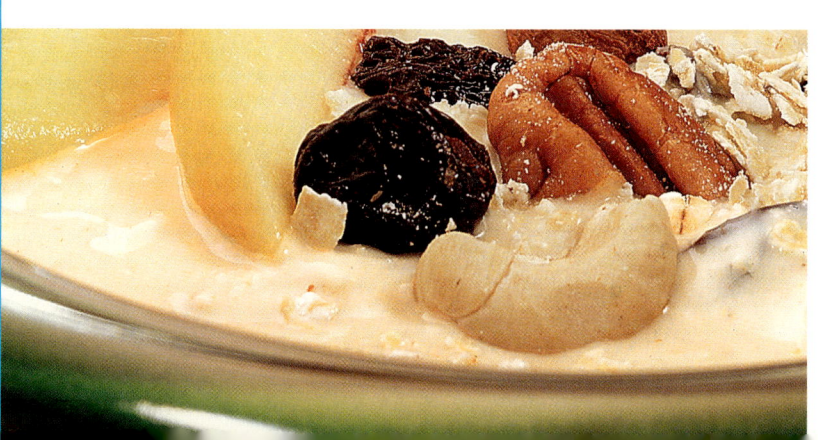

Trinkmüsli

Wer morgens noch zu schwach zum Kauen ist, ist mit diesem Frühstück bestens bedient.

Zutaten

1 Mango • 2 frische Feigen • 100 ml Orangensaft
100 ml fettarmer Kefir (1,5 % Fett) • 3 EL Schmelzflocken
1 TL Ahornsirup • Zimt zum Abschmecken

Zubereitung

Mango und Feigen schälen, das Fruchtfleisch in einen Mixer geben.
Saft und Kefir dazugeben und das Ganze gut durchpürieren. Flocken
und Sirup unterrühren. Mit Zimt abschmecken.

Das kleine Extra

Für dieses Müsli können Sie natürlich auch andere Früchte verwenden.
Es lässt sich auch optimal mit ins Büro nehmen: Nach dem Pürieren
in ein verschließbares Glas füllen. Flocken erst kurz vor dem Verzehr
zugeben. Dann nochmals kräftig durchschütteln.

Die Fit-Bewertung

Die Mango ist ein echter Fitmacher. Ihr Gehalt an den Zellschutz-
stoffen Beta-Karotin, Vitamin C und E ist im Vergleich zu anderen
Früchten besonders hoch.
- *Fettgehalt*: 6 Gramm   ● *Kilokalorien*: 410

Pikante Apfel-Möhren-Rohkost

Zutaten

1 Möhre • 1 Stück frischer Ingwer • 1 Apfel • Zitronensaft
1 EL Cashewkerne • 1 EL Crème fraîche • 1 TL Honig
Zimt zum Abschmecken • 2 Scheiben Vollkorntoast

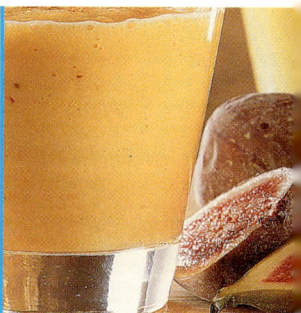

*Schon im alten
Orient galt die Feige
als Heilfrucht, denn
sie soll u. a. die
Konzentration
stärken und die Ver-
dauung regulieren.*

Schmelzflocken sind
keine gepressten
Getreidekörner wie
andere Hafer-
flocken, sondern
werden aus dem
gemahlenen Korn
hergestellt. Sie lösen
sich in Flüssigkeit
sofort auf.

Zubereitung

Möhre und Ingwer schälen und fein reiben. Apfel schälen, entkernen und ebenfalls fein reiben. Vorbereitete Zutaten mischen und sofort mit Zitronensaft beträufeln. Cashewkerne hacken und unterheben. Crème fraîche und Honig unterrühren. Nach Belieben mit Zimt abschmecken. Toast dazu essen.

Das kleine Extra

Wann immer Sie Rohkost essen, sollten Sie etwas Fett dazugeben, damit das fettlösliche Beta-Karotin vom Körper verwertet werden kann. Zusätzlich hilft es, Rohkost zu zerkleinern. Möhren aus der Hand zu knabbern, bringt vitaminmäßig leider nicht viel, ist aber für die Zähne sehr gut.

Die Fit-Bewertung

Liefert jede Menge wertvolle Ballaststoffe, außerdem Vitamin C und Beta-Karotin.

- *Fettgehalt:* 12 Gramm
- *Kilokalorien:* 400

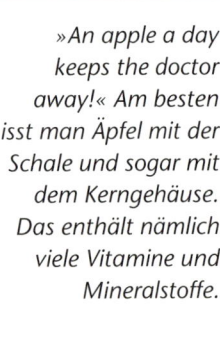

Die süßen Cashewnüsse wachsen an Bäumen in Afrika und Indien. Meist sind sie geschält zu kaufen. Besonders aromatisch schmecken sie, wenn man sie in einer Pfanne ohne Fett leicht anröstet.

»An apple a day keeps the doctor away!« Am besten isst man Äpfel mit der Schale und sogar mit dem Kerngehäuse. Das enthält nämlich viele Vitamine und Mineralstoffe.

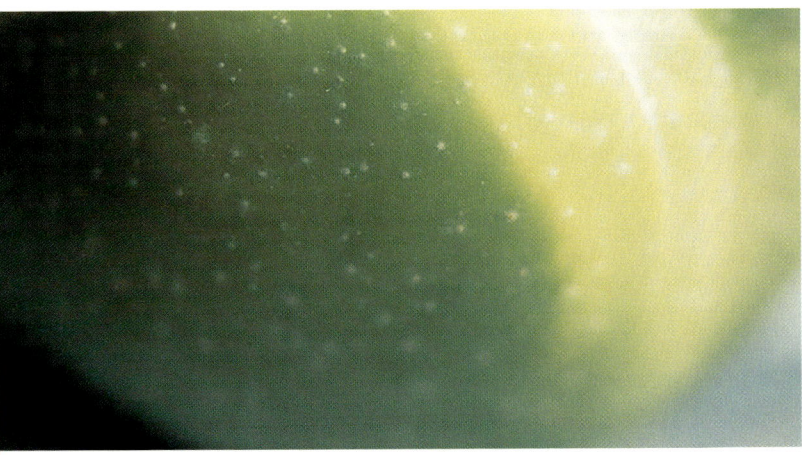

Ei im Glas zu Brötchen

Für Eiliebhaber das Schönste überhaupt: ein flaumweiches Ei mit einem Klacks Butter und Salz.

Zutaten

1 Ei • 1 Bund Schnittlauch • 2 Vollkornbrötchen
1 EL Ajwar (pikante Paprikapaste) • 50 g Harzer Käse
1 Messerspitze Butter • Salz, Pfeffer aus der Mühle

Zubereitung

Das Ei weich kochen. Den Schnittlauch in Röllchen schneiden. Die Brötchen mit Ajwar bestreichen, mit Käse belegen und mit Schnittlauch bestreuen. Das Ei pellen, in ein Glas geben, leicht verrühren. Butter darauf zerlaufen lassen. Nach Belieben mit Salz, Pfeffer und Schnittlauch würzen. Zu den Brötchen essen.

Das kleine Extra

Legen Sie sich einen Vorrat an Butter- oder Margarineersatz an, um Fett zu sparen, z. B. Tomatenmark und fettarme Gemüsepasten.

Die Fit-Bewertung

Diese Mahlzeit hat ein gutes Kohlenhydrat-Eiweiß-Fett-Verhältnis. Es hält lang vor und gibt einem das Gefühl, richtig gefrühstückt zu haben. Ein idealer Tageseinstieg für Aktive.

● *Fettgehalt:* 9 Gramm   ● *Kilokalorien:* 400

Fettreduzierte Butter oder Margarine sollte nicht zum Braten verwendet werden. Für Pfannengerichte nehmen Sie am besten hocherhitzbare Pflanzenöle.

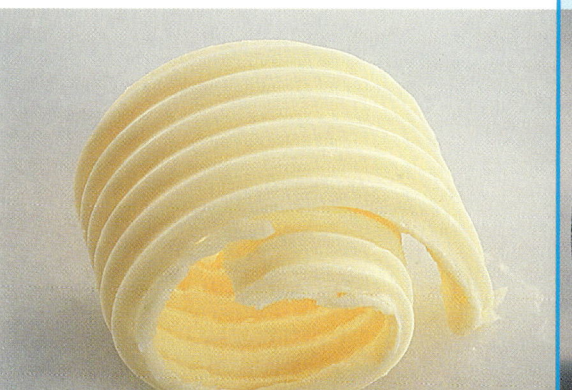

Das gute alte Ei mit Butter ist zu Recht ein Frühstücksklassiker.

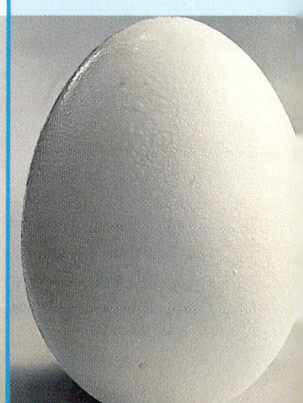

Hauptgerichte ohne Reue

Die Fun-Rezepte sind natürlich genauso gesund wie die Fit-Rezepte – nur ein bisschen ausgefallener. Probieren Sie ruhig mal was Neues aus, testen Sie unbekannte Kombinationen. Gerade während einer Diät muss Abwechslung sein!

Fisch und Fleisch von edel bis exotisch

Wirsingroulade mit Zanderfilet

Für die Füllung wird der Fisch ganz fein püriert und mit frischen Kräutern gewürzt.

Zutaten

2 große Wirsingblätter • Salz • 100 g Zanderfilet • weißer Pfeffer aus der Mühle • 1 EL Schlagsahne • 1/2 Bund Petersilie • 1 Schalotte etwas Küchengarn • 1 große Möhre • 150 g Wirsing • 1 TL Butterschmalz • 100 ml Instantgemüsebrühe • 2–3 EL trockener Weißwein • 1 Prise Muskat • 1 Scheibe Weizenvollkornbrot

Zubereitung

Wirsingblätter waschen und in Salzwasser 2 Minuten lang blanchieren. Zanderfilet waschen, trockentupfen, klein schneiden, salzen und pfeffern. Schlagsahne zugeben und pürieren, bis eine feste Masse entsteht. Gewaschene Petersilie und Schalotte fein hacken und zufügen. Wirsingblätter überlappend auslegen und die Fischfüllung darauf geben. Fest aufrollen und mit Küchengarn zubinden. Möhre schälen, in Stücke schneiden. Den Wirsing hacken. Butterschmalz erhitzen und die Kohlroulade darin andünsten. Mit Gemüsebrühe und Weißwein ablöschen und bei schwacher Hitze ca. 30 Minuten

Dieses Rezept können Sie zur Abwechslung auch mit den Blättern des milden Chinakohls oder mit breitblättrigem Mangold zubereiten. Die fleischigen Stiele von Mangold muss man vor dem Blanchieren etwas flach schneiden, damit sich die Blätter aufrollen lassen.

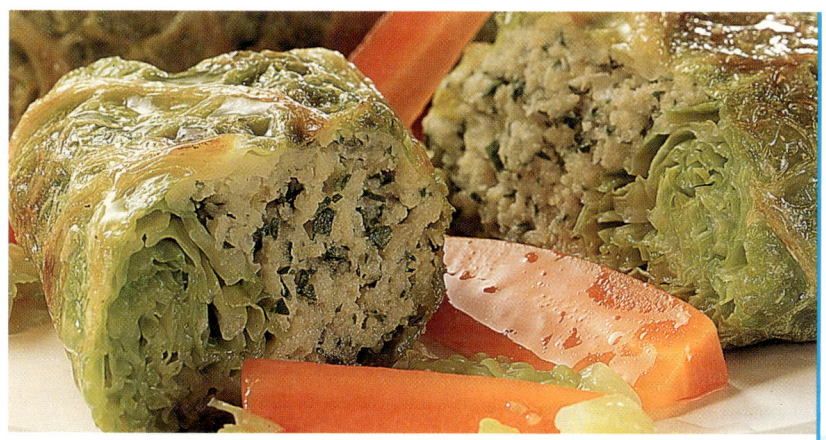

Ein Hauptgericht der besonderen Art: Wirsingroulade mit Zanderfilet. Zwar ist die Zubereitung etwas aufwändiger, aber es lohnt sich!

lang schmoren. Gemüse 10 Minuten vor Ende der Schmorzeit zugeben und mitgaren. Mit Muskat, Salz und Pfeffer würzen. Das Weizenvollkornbrot dazu essen.

Der Süßwasserfisch Zander ist mild im Geschmack, hat festes und mageres Fleisch – und er enthält lediglich 0,7 Gramm Fett pro 100 Gramm!

Das kleine Extra

Kohlblätter für Rouladen lassen sich besser wickeln, wenn Sie die außen liegenden Rippen flach schneiden. Das Blanchieren ist eine weitere gute Hilfe.

Die Fit-Bewertung

Diese Hauptmahlzeit liefert gute Werte für Jod, Vitamin D, B6 und B2. Ein ideales Winteressen.

● *Fettgehalt:* 8 Gramm   ● *Kilokalorien:* 280

Garnelenspieße

Schlemmen auf die leichte Art: feine Garnelen, knusprig angebraten und auf Reis serviert. Ein wunderbares Abendessen für heiße Sommertage, das Urlaubserinnerungen weckt.

Garnelen sollten unbedingt frisch sein, denn Meeresfrüchte verderben rasch. Auch eignet sich dieses Gericht nicht zum Wiederaufwärmen.

Früher eine Delikatesse – heute sind Garnelen in jedem gut sortierten Supermarkt zu finden. Sie sind einfach zuzubereiten und liefern u. a. hochwertiges Eiweiß.

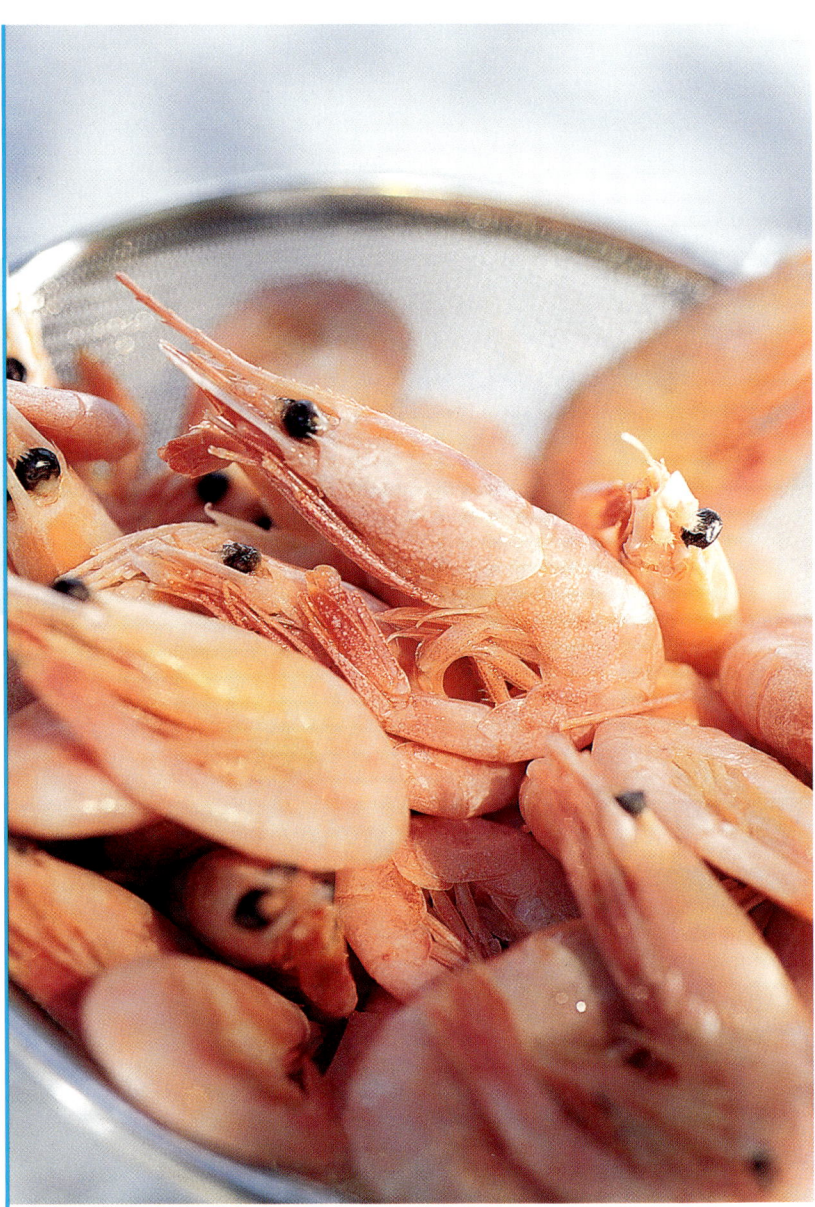

Zutaten

60 g Naturreis • Salz • 1 Knoblauchzehe • 1 TL Butter
1/2 rote Paprikaschote • 15 g Cashewkerne • 150 g ausgelöste
Riesengarnelen • weißer Pfeffer aus der Mühle • 1/2 Zitrone

Zubereitung

Den Naturreis in 1/4 Liter kochendes Salzwasser geben und auf nied-
rigster Stufe in 30 Minuten langsam ausquellen lassen. Knoblauch
abziehen, durch die Presse drücken und mit der weichen Butter und
etwas Salz vermischen. Paprikaschote in mundgerechte Stücke schneiden. Cashewkerne und Paprikastücke 10 Minuten vor Ende der Garzeit
zum Reis geben.

Die Riesengarnelen gründlich waschen und mit Küchenpapier trocken-
tupfen. Dann auf 2 Schaschlikspieße stecken. Die Knoblauchbutter
in einer Pfanne erhitzen (nicht zu heiß werden lassen, sonst brennt die
Butter an) und die Garnelenspieße darin ca. 5 Minuten lang braten.
Spieße mit Salz und Pfeffer würzen und mit Zitrone beträufeln.
Paprikareis dazu essen.

Das kleine Extra

Der braune Naturreis braucht etwas länger als der weiße geschälte,
ist jedoch viel nährstoffreicher. Damit es sich lohnt, kochen Sie doch
gleich eine doppelte Portion, und zaubern Sie am nächsten Tag einen
Reissalat mit frischem Gemüse.

Die Fit-Bewertung

Reich an Magnesium und Zink. Magnesium ist ein Fitmacher für die
Muskeln, Zink zählt zu den wichtigsten Mikronährstoffen für eine
intakte Immunabwehr.

● *Fettgehalt:* 14 Gramm   ● *Kilokalorien:* 510

Leiden Sie häufig nachts oder beim Sport an Krämpfen? Dann nehmen Sie wahrscheinlich zu wenig Magnesium über die Nahrung zu sich. Gute Quellen sind u. a. Gemüse und Vollkornprodukte sowie magnesiumreiches Mineralwasser.

Paella mit Meeresfrüchten

Das traditionelle spanische Rezept haben wir »light« abgewandelt.

Zutaten

300 g Miesmuscheln • 1 Lorbeerblatt • Salz • 1 kleine Zwiebel
2 TL Sonnenblumenöl • 75 g Naturreis • 1 Döschen Safran
250 ml Instantgemüsebrühe • 100 g Rotbarschfilet (frisch oder tief-
gekühlt) • schwarzer Pfeffer aus der Mühle • 1/2 rote Paprikaschote
50 g ausgelöste Garnelen • 2 EL tiefgefrorene Erbsen

Zubereitung

Muscheln gründlich unter fließendem Wasser säubern. Mehrmals
wässern, bis das Wasser klar bleibt. Offene und zerbrochene Muscheln
unbedingt aussortieren. Sie könnten verdorben sein. Muscheln mit
dem Lorbeerblatt in Salzwasser ca. 10 Minuten lang garen, bis sich alle
geöffnet haben. Die Zwiebel abziehen und würfeln. Sonnenblumenöl
in einer Pfanne mit hohem Rand erhitzen und die Zwiebel darin glasig
anbraten. Reis zugeben und mitdünsten. Safran zugeben, mit der
Brühe ablöschen. Aufkochen und zugedeckt bei geringer Hitze 15 Minuten lang quellen lassen. Das Rotbarschfilet in mundgerechte Würfel
schneiden und mit Salz und Pfeffer nach Belieben würzen. Paprika
ebenfalls in Stücke schneiden, mit Fisch, Garnelen, Muscheln und Erbsen zum Reis geben. Das Ganze weitere 10 Minuten lang garen.

Das kleine Extra

Wer keinen Safran zur Verfügung hat, kann auch auf das wesentlich
preiswertere Kurkuma (Gelbwurz) zurückgreifen. Kurkuma färbt goldgelb und ist auch eines der Hauptbestandteile von Currymischun-
gen. Allerdings hat der kostbare Safran ein wesentlich feineres Aroma.
Man sollte auch besser die Safranfrüchte statt des Pulvers verwenden,
da sich das Aroma sehr schnell verflüchtigt.

Wenn Sie dieses Ge-
richt außerhalb der
Muschelsaison zu-
bereiten wollen
oder keine harten
Schalen auf Ihrem
Teller mögen, kön-
nen Sie auch auf
eingelegte Mies-
muscheln aus der
Dose zurückgreifen.

Die Fit-Bewertung

Die Paella bietet gute Vitamin-C- und Jodwerte. Wegen ihres hohen
Cholesteringehalts sollten Meeresfrüchte und Schaltiere für Menschen mit erhöhtem Blutcholesterin allerdings nur gelegentlich auf
dem Speiseplan stehen.

- *Fettgehalt:* 20 Gramm
- *Kilokalorien:* 500

Chili con Carne

Zutaten

1 kleine Zwiebel · 1 Knoblauchzehe · 1/2 grüne Paprikaschote
4 kleine Tomaten · 1/2–1 rote Chilischote · 1 TL Öl
100 g gemischtes Hackfleisch · Salz, Pfeffer · 100 ml Instantgemüsebrühe · 4 EL Ajwar (Paprikapaste) · 3 EL Mais aus der Dose
200 g Kidneybohnen aus der Dose

Zubereitung

Die Zwiebel würfeln, den abgezogenen Knoblauch zerdrücken. Paprika in Stücke schneiden, Tomaten achteln. Die Chilischote der Länge
nach aufschneiden und entkernen, dann in feine Ringe schneiden.
Das Öl erhitzen und das Hackfleisch darin kross anbraten. Zwiebel,
Knoblauch, Paprika und Chili zugeben und unter Rühren kurz mit-
braten, würzen. Brühe, Ajwar, Mais, Bohnen und Tomaten zugeben
und 10 Minuten lang leicht kochen lassen.

Chili con Carne eig-
net sich auch als
Füllung für Tortillas
und Enchiladas
(mexikanische Mais-
pfannkuchen) oder
für dicke, in Alufolie
gebackene Ofen-
kartoffeln.

*Klein, aber oho –
bei Chilischoten gilt:
Je kleiner sie sind,
desto schärfer
schmecken sie.*

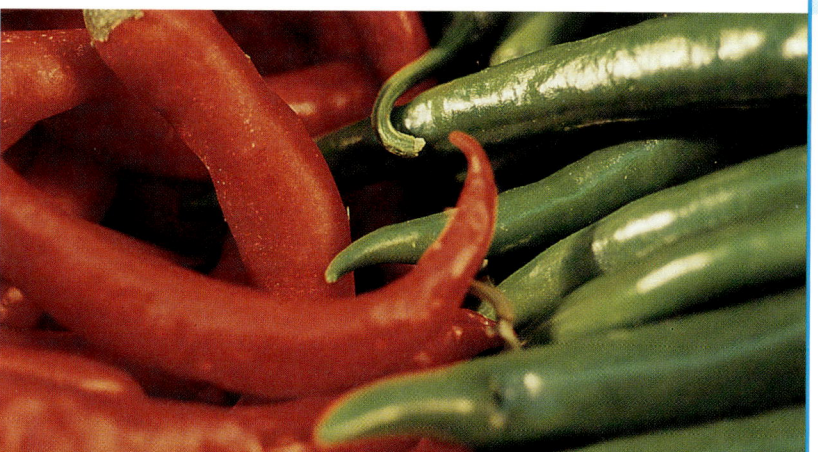

Das kleine Extra

Hackfleisch sollten Sie immer rasch verbrauchen. Durch das Zerkleinern ist die Angriffsfläche für Keime stark vergrößert.

Die Fit-Bewertung

Pinienkerne gibt es mittlerweile in fast jedem Supermarkt zu kaufen.

Das Chili deckt u. a. den Vitamin-C-Bedarf und liefert Eisen.

- *Fettgehalt:* 20 Gramm
- *Kilokalorien:* 600

Lammhackfrikadellen mit Salat

Die etwas anderen Frikadellen: diesmal aus Lammfleisch, exotisch gewürzt, mit Pinienkernen locker gemacht. Wenn man ein paar mehr davon macht, hat man ein köstliches kaltes Mittagessen im Büro.

Zutaten

5 g Pinienkerne · 100 g mageres Lammhackfleisch
(vom türkischen Lebensmittelhändler) · Salz, schwarzer Pfeffer
1 Prise Zimt · 1 Prise getrockneter Thymian · 1 TL Butterschmalz
50 g Rauke · 2 EL fettarmer Joghurt · 1 TL Olivenöl · 1 Stiel frische
Minze · 2 Frühlingszwiebeln · 2 kleine Tomaten
2 Scheiben Knäckebrot

Die süß-aromatischen Kerne aus den Pinienzapfen gehören zu den teuersten Nussarten. Man braucht aber auch nur winzige Mengen davon, um einem Gericht südländisches Flair zu geben.

Zubereitung

Pinienkerne in einer Pfanne ohne zusätzliches Fett goldbraun rösten. Schnell aus der Pfanne herausnehmen. Das Hackfleisch mit den Pinienkernen, Salz, Pfeffer, Zimt und Thymian verkneten. Aus diesem Hackteig mit angefeuchteten Händen kleine Frikadellen formen. Butterschmalz in einer Pfanne erhitzen. Frikadellen darin von beiden Seiten knusprig braun braten. Den Raukesalat verlesen, waschen. Joghurt mit Olivenöl, Salz und Pfeffer verrühren. Minze fein hacken und unterrühren. Salat mit dem Joghurtdressing mischen. Die Frühlingszwiebeln abziehen und fein würfeln. Tomaten würfeln. Frühlingszwiebeln zu den Frikadellen geben und kurz mit anbraten. Frikadellen herausnehmen. Die Tomaten zugeben und kurz mitschmoren. Mit Salz und Pfeffer würzen. Alles zusammen anrichten. Knäckebrot dazu essen.

Das kleine Extra

Die Samen oder Nüsse müssen Sie sofort aus der Pfanne nehmen, wenn sie goldbraun sind. Durch die Restwärme verbrennen sie sonst sehr leicht. Wenn Sie keine frische Minze bekommen können, tut es notfalls auch die getrocknete für Tee. Sie sollten dann allerdings sehr vorsichtig dosieren, weil das kräftige Minzaroma leicht zu vorherrschend wird.

Die Fit-Bewertung

Die Frikadellen sind reich an den B-Vitaminen Niazin, B12 (je 100 Prozent des Tagesbedarfs) und Thiamin (75 Prozent).

- *Fettgehalt:* 15 Gramm
- *Kilokalorien:* 320

Gemüse in bunten Variationen

Minipizza mit Waldpilzen

Je kleiner die Pizza, desto größer die Vielfalt: zweimal Pizza, zweimal anders belegt.

Zutaten

1 Lauchzwiebel · 100 g Pfifferlinge · 100 g Maronen · 50 ml Instantgemüsebrühe · 10 g getrocknete Tomaten · Salz · schwarzer Pfeffer aus der Mühle · 1/2 Packung (50 g) Pizzafertigteig aus dem Kühlregal 2 EL Ajwar · 20 g Schafskäse · je 1 Stiel Basilikum und Thymian

Besser als abgepackt im Supermarkt kaufen Sie Hackfleisch in der Metzgerei, wo man es vor Ihren Augen frisch durch den Wolf dreht. Sie sehen dann, was für Fleisch dafür verwendet wird. Wer noch ein paar Fettkalorien sparen möchte, nimmt Tatar.

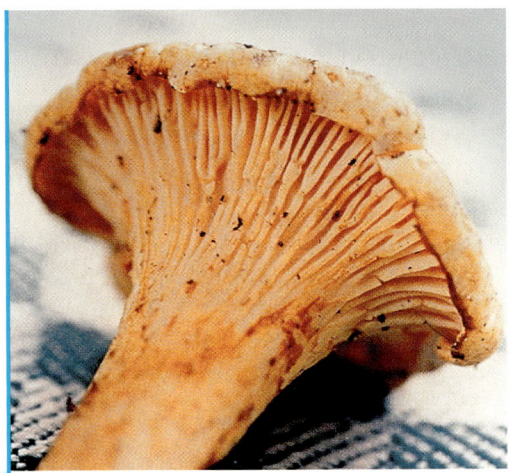

Pfifferlinge und andere Pilze sollten immer frisch verarbeitet werden, da sie schnell verderben. Außerdem darf man Pilzgerichte nicht nochmals aufwärmen: Sie können sonst schädliche Substanzen bilden.

Pilze sind für viele Menschen schwer verdaulich. Deshalb sollten Sie sie nicht roh essen und sie so frisch wie möglich verarbeiten.

Zubereitung

Die Lauchzwiebel putzen und in Ringe schneiden. Pilze putzen und klein schneiden. Beide Pilzsorten getrennt in etwas Gemüsebrühe andünsten. Lauchzwiebelringe zu den Pfifferlingen geben, getrocknete Tomaten zu den Maronen. Beides im Pilzsud einige Minuten lang ziehen lassen. Pikant mit Salz und Pfeffer würzen. Den Pizzateig halbieren und zu 2 kleinen runden Pizzen ausrollen. Beide mit Ajvar bestreichen. Eine Pizza mit der Pfifferling-Lauchzwiebel-Mischung belegen. Auf die andere die Maronen-Tomaten-Mischung geben, Schafskäse darüber bröckeln. Pizzen bei 200 °C im Backofen ca. 20 Minuten lang knusprig backen. Pfifferlingpizza mit Basilikum, Maronenpizza mit Thymian bestreuen.

Das kleine Extra

Wenn Sie keine frischen Waldpilze bekommen, schmecken diese Pizzen auch mit Champignons und Austernpilzen. Die braunen Champignons, auch Egerlinge genannt, sind aromatischer.

Die Fit-Bewertung

Pilze sind gute Vitamin-D-Quellen. Besonders wichtig ist das im son-
nenarmen Winter, wenn der Körper selbst weniger von dem
Nährstoff bilden kann.

- *Fettgehalt:* 16 Gramm
- *Kilokalorien:* 330

Penne mit Zucchini und Kresseblüten

Orange und Kapuzinerkresse sorgen bei diesem
Nudelgericht für ein besonderes Geschmackserleb-
nis. Die leuchtenden Blüten von Goldgelb bis Feuerrot
machen das Essen außerdem zu einem kleinen Fest
für die Augen.

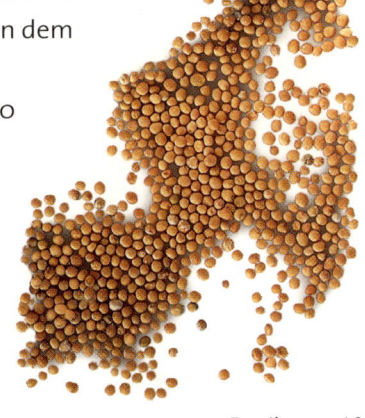

*Es gibt ca. 40 Senf-
arten, die sich an
ihren Samen unter-
scheiden lassen.*

Zutaten

100 g Penne • Salz • 1 unbehandelte Orange • 1 kleine Tomate
schwarzer Pfeffer • 1 Messerspitze körniger Senf • je 1 TL Sonnen-
blumen- und Kürbiskernöl • 1 kleine Zucchini • 1/2 Bund frische
Kapuzinerkresse mit Blüten

Zubereitung

Nudeln in reichlich kochendem Salzwasser ohne Öl bissfest garen.
Abgießen und abtropfen lassen. Die Orange heiß abspülen, trockenreiben und von der Schale einige feine Streifen abreiben oder -schnei-
den. 1 Hälfte der Frucht auspressen. Tomate fein würfeln, mit
Orangensaft und -schale, Salz, Pfeffer und Senf verrühren. Sonnen-
blumen- und Kürbiskernöl unterrühren. Dann die Nudeln mit der
Sauce mischen und kurz ziehen lassen. Die gewaschene und geputzte Zucchini in feine Stifte schneiden. Die Kresse verlesen und die Blätter mit kaltem Wasser abspülen. Von den Blüten die Stiele abzupfen.
Zucchinistifte und die Kresseblätter unter die Nudeln heben. Den Teller mit den Blüten verzieren.

Kapuzinerkresse
kann man leicht
selbst ziehen. Es
gibt niedrig wach-
sende Arten, die für
Balkonkästen geeig-
net sind, und ran-
kende, mit denen
man Zäune schmü-
cken kann. Bis in
den Herbst hinein
erscheinen täglich
neue Blüten.

Dieses fruchtige und delikate Gericht lässt sich natürlich auch mit anderen Nudelsorten zubereiten, z. B. mit Tagliatelle oder Farfalle.

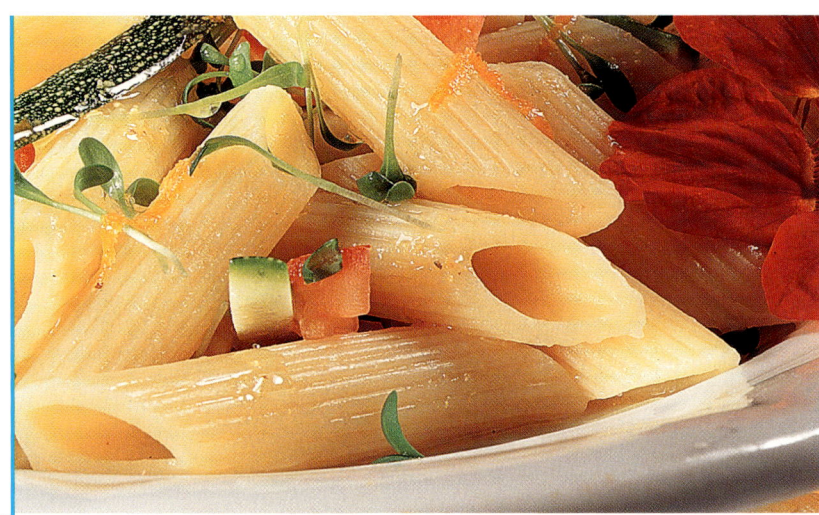

Penne sind Nudelröhrchen, die an beiden Enden wie eine Feder angespitzt sind. Penne rigate haben zusätzlich eine gerillte Oberfläche, mit der sie die Sauce noch besser aufnehmen.

Das kleine Extra

Auch andere Blüten sind essbar. Gänseblümchen, Rosen oder blühende Kräuter, wie z. B. Borretsch mit seinen leuchtend blauen Blüten, sorgen bei frischen Frühlingssalaten für neue Geschmackserlebnisse. Bei Rosen sollten Sie unbedingt darauf achten, dass sie ungespritzt sind, was man eigentlich nur von solchen aus dem eigenen Garten sicher weiß.

Die Fit-Bewertung

Ein Frühlingsessen, das warm oder kalt schmeckt. Die cholesterinfreie vegetarische Mahlzeit ist reich an Pflanzenstoffen.

● *Fettgehalt:* 9 Gramm   ● *Kilokalorien:* 300

Kräuterkartoffeln vom Blech

Blechkartoffeln sind sehr leicht zuzubereiten und schmecken einfach toll. Ein Rezept, das auch Kinder lieben.

Zutaten

2 große fest kochende Ofenkartoffeln à ca. 200 g • Öl zum Bepinseln
20 g Parmesan • 1 Knoblauchzehe • 1 Paket tiefgefrorene italienische
Kräuter • Pfeffer • grobes Meersalz • 3 kleine Tomaten

Zubereitung

Kartoffeln waschen und halbieren. Sehr dünn mit Öl bepinseln und mit
der Schnittfläche nach unten auf ein Backblech setzen. Im Backofen
bei 200 °C ca. 20 Minuten lang backen. Käse in hauchdünne Scheiben hobeln, Knoblauch abziehen und durch die Presse drücken. Beides mit den Kräutern mischen. Die Käsemasse nach Belieben pfeffern. Kartoffeln aus dem Backofen nehmen, umdrehen und mit der
Kräuter-Käse-Mischung bedecken. Weitere 5 bis 10 Minuten lang backen, bis die Kruste goldgelb ist. Mit grobem Meersalz bestreuen und
servieren. Tomaten würzen und dazu essen.

Knoblauchzehen kann man abgezogen und im Plastikbeutel verpackt auf Vorrat einfrieren. Sie lassen sich leicht auch in gefrorenem Zustand durch die Presse drücken.

Die Kräuterkartoffeln eignen sich hervorragend für Partys. Sie lassen sich gut auch in großen Mengen zubereiten.

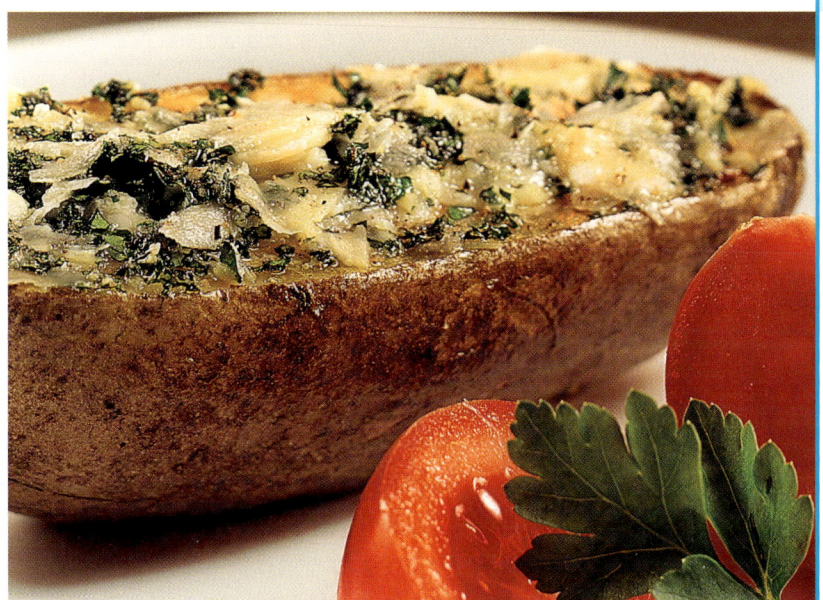

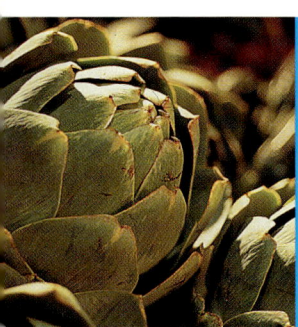

Achten Sie beim Einkauf darauf, dass sich die Artischocken fest anfühlen. Am besten sind die großen runden grünen. Früchte mit bräunlichen Blättern lagern schon zu lange.

Artischocken sind die Blütenstände einer riesigen Distelart und können bis zu 500 Gramm wiegen. Vorwiegend kommen sie aus den Mittelmeerländern.

Das kleine Extra

Wenn Sie Kräuter im eigenen Garten haben, können Sie sie auch selbst einfrieren: waschen, sehr gut trockenschütteln und -tupfen. Dann fein hacken und in kleinen Gefäßen einfrieren.

Die Fit-Bewertung

Kartoffeln sind ein wichtiges Grundnahrungsmittel, reich an komplexen Kohlenhydraten und Magnesium, Kalium und Vitamin C. Die Feldfrüchte dürfen Sie ohne schlechtes Gewissen genießen.

● *Fettgehalt:* 10 Gramm   ● *Kilokalorien:* 440

Artischocke mit leichter Knoblauchmayonnaise

Ein Gemüse für Genießer: Jedes Blatt darf vernascht werden.

Zutaten

1 große Artischocke • Salz • etwas Zitronensaft • 1 Becher Magermilchjoghurt • 1 EL Mayonnaise • 1 Knoblauchzehe • weißer Pfeffer aus der Mühle • 1 Scheibe Sechskornbrot

Zubereitung

Von der Artischocke mit einem Ruck den Stiel abbrechen. Dabei werden harte Fasern mitentfernt. Dann glatt schneiden, die untersten Blätter entfernen. In Salz-Zitronen-Wasser je nach Größe 30 bis 40 Minuten lang gar kochen. Joghurt mit Mayonnaise verrühren. Knoblauch abziehen, zerdrücken und zugeben. Mit Salz, Pfeffer und Zitronensaft abschmecken. Die Artischocke abtropfen lassen. Die Blättchen einzeln abzupfen, in die Sauce tauchen und das fleischige Blattende auslutschen. So fortfahren, bis nur noch winzige strohige Blättchen übrig sind. Dieses »Heu« mit einem scharfen Messer waagerecht abschneiden, so dass der besonders delikate Artischockenboden freiliegt. Brot dazu essen.

Das kleine Extra

Wenn Sie einen Schnellkochtopf verwenden, können Sie die Garzeit halbieren. Die Artischocke ist gar, wenn sich die Blättchen leicht abzupfen lassen.

Die Fit-Bewertung

Artischocken sind nicht nur ausgesprochen kalorienarm, sondern auch reich an dem Bitterstoff Zynarin, der die Verdauung anregt und die Gallentätigkeit fördert.

- *Fettgehalt:* 12 Gramm
- *Kilokalorien:* 320

Maiskolben mit Zitronenbutter

Schmeckt nicht nur toll, es macht auch noch besonders viel Spaß, so einen Maiskolben rundherum abzuknabbern.

Zutaten

1 Maiskolben • 1 Prise Zucker • 1/2 unbehandelte Zitrone
etwas frischer Estragon • schwarzer Pfeffer aus der Mühle • Salz
10 g Butter • 1 Baguettebrötchen

Frischen Zuckermais sollte man bald nach dem Einkauf zubereiten. Die Körner am ganzen Kolben reifen noch nach und werden rasch härter. Sie müssen sich noch leicht mit dem Fingernagel eindrücken lassen.

Mais ist ballaststoffreich und sättigt gut. Er enthält viel Kalium, Karotinoide und lebenswichtige Spurenelemente.

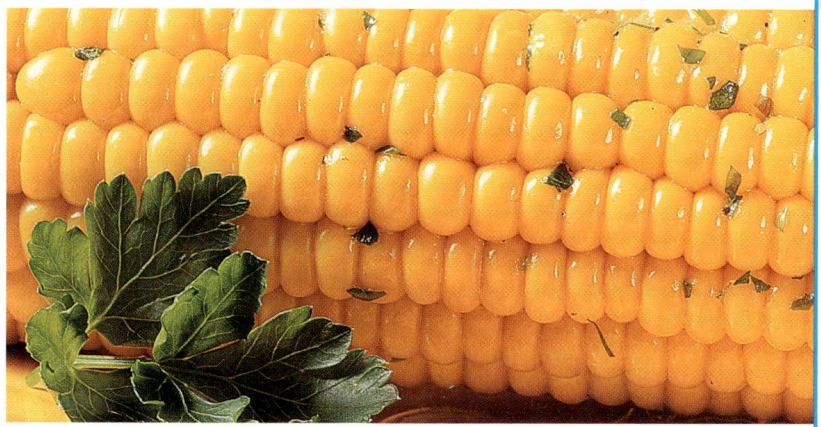

Zubereitung

Den Maiskolben putzen und in reichlich kochendem Zuckerwasser 15 bis 20 Minuten lang weich kochen. Die Zitrone heiß abspülen, trockenreiben und 1/4 der Schale fein abreiben. Saft auspressen. Estragon fein hacken. Mit der Zitronenschale, 1 bis 2 Teelöffeln Zitronensaft, frisch gemahlenem Pfeffer, Salz und weicher Butter verrühren.
Den Maiskolben abtropfen lassen, mit wenig Salz bestreuen und mit der Zitronenbutter bestreichen. Das Baguettebrötchen nach Belieben toasten und dazu essen.

Das kleine Extra

Frische Maiskolben werden schön zart, wenn Sie sie in Zuckerwasser kochen – etwa 1 Teelöffel Zucker auf 1 Liter Wasser. In Salzwasser gegart, bleiben die Maiskörner hart und zäh. Das gilt übrigens auch für alle getrockneten Hülsenfrüchte wie Linsen, Erbsen und Bohnen: Immer erst nach dem Kochen salzen!

Die Fit-Bewertung

Eine leichte vegetarische Mahlzeit. Mais ist reich an Kalium und enthält lebensnotwendige Spurenelemente wie Zink, Eisen und Fluorid.
● *Fettgehalt:* 11 Gramm ● *Kilokalorien:* 510

Vorgekochte Maiskolben sind auch eine herrliche Gemüsebeilage bei sommerlichen Grillfesten. Man pinselt sie mit Kräuterbutter ein und legt sie in Alufolie gewickelt für fünf bis zehn Minuten auf den Rost.

Wirklich eine tolle Knolle – die Kartoffel.

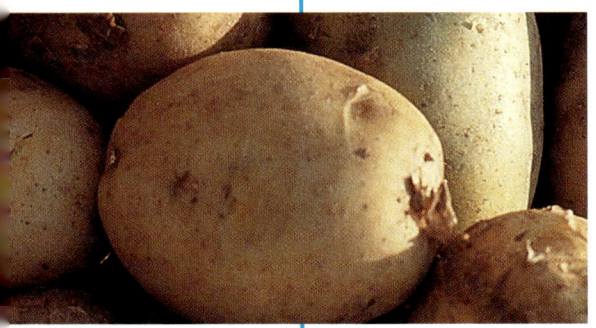

Kartoffelpuffer mit Raukequark

Herrlich knusprige Puffer, die ihre Würze durch getrocknete Tomaten und Rosmarin erhalten. Wenn Sie die altbekannten Kartoffelplätzchen lediglich als fetttriefenden Dickmacher kennen, werden Sie sich wundern, wie leicht daraus ein köstliches Diätgericht wird.

Zutaten

5 getrocknete Tomaten • 3–4 fest kochende Kartoffeln
frische Rosmarinnadeln • 1 EL Zitronensaft • Salz
weißer Pfeffer aus der Mühle • 1 EL Sonnenblumenöl
1/2 Bund Rauke • 150 g Speisequark (0,1 % Fett) • 1 EL Milch
1 Knoblauchzehe

Zubereitung

Getrocknete Tomaten in kleine Würfel schneiden. Kartoffeln schälen
und raspeln. Mit Tomaten, Rosmarin, Zitronensaft, Salz und frisch
gemahlenemPfeffer verrühren. Das Sonnenblumenöl in einer
beschichteten Pfanne erhitzen. Aus dem Kartoffelteig mehrere kleine Puffer formen und knusprig backen. Auf Kuchenpapier gründlich
abtropfen lassen und warm stellen. Die Rauke waschen, putzen und
grob hacken. Quark und Milch gründlich verrühren und mit Salz und
Pfeffer pikant abschmecken. Die Knoblauchzehe abziehen, zerdrücken
und zugeben. Die gehackte Rauke unterheben. Die Kartoffelpuffer
mit dem Raukequark anrichten.

Das kleine Extra

Das Fett zum Pufferbacken sollte gut erhitzt werden, bevor Sie die
Puffer in die Pfanne geben. Sonst saugen sich die Kartoffelraspel
unnötig voll. Die Rauke ist mittlerweile meist unter ihrem italienischen Namen »Rucola« im Handel. Der herb-würzige, leicht bittere
Geschmack der Rauke gibt auch als Zutat zu gemischten Blattsalaten
eine äußerst interessante Note.

Die Fit-Bewertung

Das Gericht ist reich an Kalium, Vitamin B6 und B1. Es schmeckt am
besten mit neuen Kartoffeln und Frühlingsrauke.

● *Fettgehalt:* 12 Gramm   ● *Kilokalorien:* 445

Der herb-aroma-
tische Rosmarin
passt zu vielen
Gerichten der Mit-
telmeerküche. In
warmen Gegenden
ist der hübsche,
blau blühende
Kleinstrauch auch
bei uns winterhart.
In raueren Gegen-
den kann er auf
einer Fensterbank
überwintern.

Wenn die Küche kalt bleiben soll

Gefülltes Pittabrot

Für Sandwiches, die man ins Büro mitnehmen möchte, verwendet man am besten Blätter vom knackigen Eissalat. Zarte Blattsalate werden zu schnell matschig.

Schmeckt wie aus der Imbissbude, nur viel besser. Da hat man gar nicht das Gefühl, eine Diät zu machen.

Zutaten
30 g Gouda (40 % Fett i. Tr.) • 2 Salatblätter • 1 Tomate • 1 Frühlingszwiebel • 1 Knoblauchzehe • 2 EL saure Sahne (10 % Fett) • Salz
Pfeffer • 1 tischfertiges Pittafladenbrot (80 g)

Zubereitung
Käse und Salat in feine Streifen schneiden. Die Tomate fein würfeln, die Frühlingszwiebel in Ringe schneiden. Den abgezogenen Knoblauch zur sauren Sahne hinzu durch die Presse drücken. Mit Salz und Pfeffer abschmecken. Das Pittabrot toasten, mit einem spitzen und scharfen Messer tief einschneiden und zu einer Tasche öffnen. Den Käse, die Salatstreifen, die Tomatenwürfel und die Frühlingszwiebelringe abwechselnd mit der Knoblauchcreme in die Brottasche füllen.

Pikant gewürzt ist Pittabrot eine wahre Gaumenfreude. Mit einer Prise Chilipulver oder etwas Tabascosauce kann man es nach Belieben verfeinern.

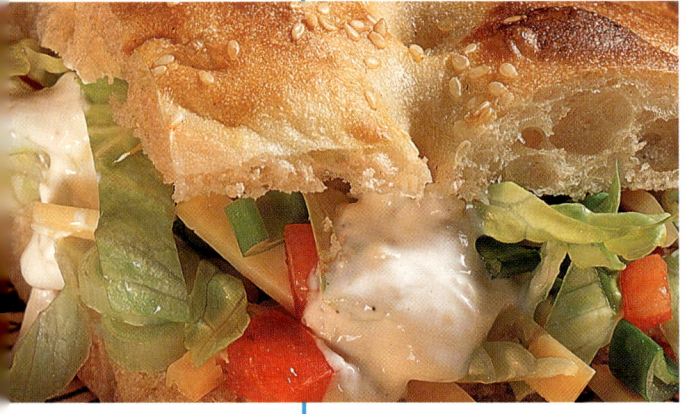

Das kleine Extra
Pittabrot gibt es auch tiefgefroren. So können Sie einen kleinen Vorrat im Haus haben und müssen nur ein paar frische Zutaten dazukaufen, um sich ein pikantes Fladenbrot zu füllen. Der Phantasie sind keine Grenzen gesetzt. Schmeckt auch mit Schafskäse, Kresse, Paprika oder Bohnenkernen.

Die Fit-Bewertung

Das Gericht bietet eine günstige Kohlenhydrat-Eiweiß-Kombination. Es deckt 44 Prozent des Kaliumbedarfs und 30 Prozent des Kalziumbedarfs. Außerdem kann man es prima vorbereiten und z. B. ins Büro mitnehmen.

● *Fettgehalt:* 11 Gramm   ● *Kilokalorien:* 360

Radicchio mit Maronen

Eine interessante Geschmackskombination bietet dieser lauwarme Salat: herber Radicchio mit milden Maronen und Himbeeressig. Dazu schmeckt knuspriges Brot.

Zutaten

50 g Esskastanien (Maronen) · 1 Kolben Chicorée · 1 kleiner Kopf Radicchio · 1 TL Olivenöl · Saft von 1/2 Orange · 50 ml Instantgemüsebrühe
1 Pflaume · 1 TL Himbeeressig · Salz, weißer Pfeffer aus der Mühle
1 Prise gemahlene Nelken · 2 Scheiben Ciabatta oder Baguette (à 25 g)

Zubereitung

Die Maronen mit einem scharfen Messer kreuzweise einritzen. In einer Pfanne ohne Fett bei mittlerer Hitze ca. 10 Minuten lang rösten. Abkühlen lassen, schälen und grob hacken. Den Chicorée halbieren, den Strunk herausschneiden. Radicchiokopf vierteln. Öl in einer Pfanne erhitzen und die geputzten Salate darin unter Wenden kurz anbraten. Mit Orangensaft und Brühe ablöschen und kurz dünsten. Salate aus der Pfanne nehmen und warm stellen. Die Pflaume entsteinen und in Spalten schneiden. Kurz im Orangensud mit andünsten. Mit Essig, Salz, Pfeffer und Nelkenpulver abschmecken. Die Salate in mundgerechte Stücke zerpflücken und auf einem Teller anrichten. Das Orangendressing gleichmäßig darüber träufeln. Die gehackten Maronen darauf streuen. Weißbrot nach Belieben toasten und dazu essen.

Himbeeressig können Sie leicht selbst ansetzen. Füllen Sie 500 Gramm reife Himbeeren mit 1/2 Liter gutem Weißweinessig in ein Glasgefäß. Lassen Sie es verschlossen 7 bis 10 Tage auf einer sonnigen Fensterbank stehen, und schwenken Sie es 2-mal täglich leicht. Anschließend durch ein Mulltuch abseihen.

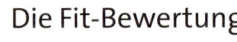

Die Fit-Bewertung
Der Salat ist kaliumreich. Er regt mit den Bitterstoffen aus Chicorée und Radicchio den Magen und die Gallensekretion an.

● *Fettgehalt*: 6 Gramm ● *Kilokalorien*: 360

Das kleine Extra
Maronen (Esskastanien) sind unter den verschiedenen Nüssen noch die fettärmste Knabberei. Sie enthalten zwei Gramm Fett pro 100 Gramm, die Haselnuss enthält im Vergleich dazu 24 Gramm Fett pro 100 Gramm.

Minze verleiht dem Römersalat den richtigen Pfiff.

Römersalat mit Himbeeren

Fruchtig und herrlich frisch durch Pfefferminze und Himbeeren. Sesam macht den Salat nussig.

Zutaten
1/4 Kopf Römersalat • 100 g Salatgurke • 100 g Himbeeren
1 TL Sesamsaat • 1 Stiel Pfefferminze • 50 ml Dickmilch
1 EL Limettensaft • 1 TL Sesampaste (aus Reformhaus oder türkischem Laden) • 1 Prise Zucker • Salz, Pfeffer aus der Mühle
1 Baguettebrötchen

Radicchio und Chicorée gehören zur Zichorienfamilie und haben durch ihre Bitterstoffe günstige Wirkung auf Verdauung und Blutgefäße. Beide Pflanzen eignen sich auch für die warme Zubereitung in Gemüseaufläufen.

Zubereitung
Den Salat waschen, putzen und klein schneiden. Gurke waschen und in Stifte schneiden. Himbeeren verlesen, abspülen. Alles in eine große Schüssel geben. Sesam in einer Pfanne ohne Fett anrösten. Sobald er goldbraun ist, herausnehmen und abkühlen lassen. Minzeblättchen von den Stielen zupfen und in feine Streifen schneiden.
Dickmilch, Limettensaft, Sesampaste, Zucker, Salz und Pfeffer miteinander verrühren. Das Dressing über den Salat geben, mit Sesam bestreuen. Das Brötchen dazu essen.

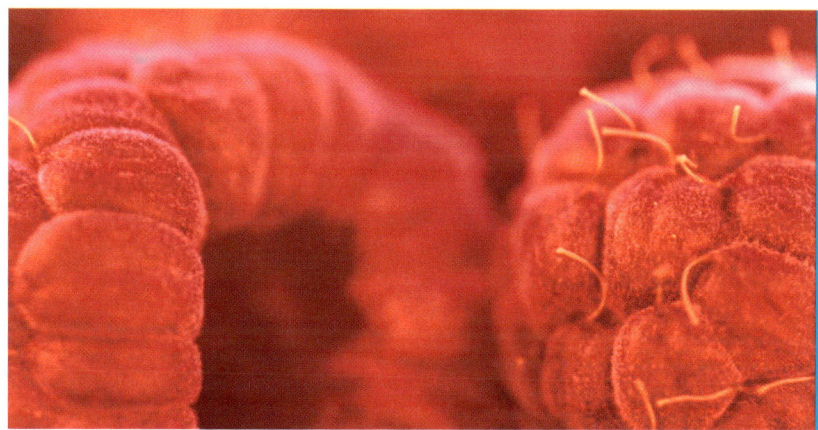

*Besonders aroma-
tisch sind die Früchte
der wild wachsenden
Himbeersträucher.
Himbeeren sind leicht
verderblich – die
Früchte halten sich
nur ein bis
zwei Tage lang im
Kühlschrank.*

Das kleine Extra

Prüfen Sie beim Salatkauf immer, ob der ausgewählte Kopf ein festes Herz hat. Falls nicht, ist er zu schnell gewachsen und weniger nährstoffreich. Achten Sie außerdem darauf, dass die Blätter nicht zu dunkelgrün sind, denn das deutet darauf hin, dass der Salat bereits ausgewachsen bzw. überreif ist.

*Sesampaste und -öl
sind beliebte Zutaten der orientalischen Küche. Man
sollte keine größeren Mengen davon
einkaufen, weil
Sesam schnell ranzig wird.*

Die Fit-Bewertung

Himbeeren sind vitamin- und mineralstoffreich. Beerenfrüchte haben im Vergleich zu anderen Früchten generell eine besonders hohe Nährstoffdichte.

● *Fettgehalt:* 6 Gramm   ● *Kilokalorien:* 350

Geeiste Petersiliensuppe

Ein tolles, sehr phantasievolles Sommeressen, wenn es so richtig heiß ist. Scharf wird die kalte Petersiliensuppe durch feurigen Chili, für Erfrischung sorgen saftige Gurkenwürfel und der Geschmack der milden sauren Sahne.

Chilis in ihren zahl-
reichen Sorten ent-
halten den Stoff
Kapsaizin, der wohl-
tuend auf die Atem-
wege wirken soll.
Außerdem steckt
noch Vitamin C und
Beta-Karotin drin.

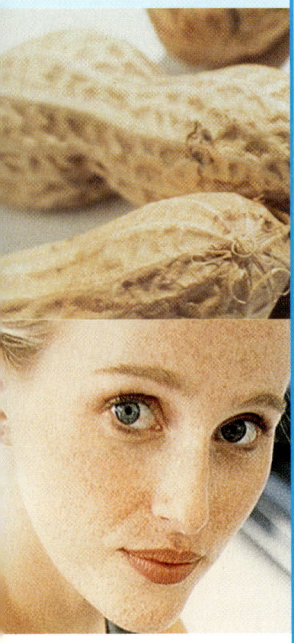

Nur Peanuts? Von wegen! Lassen Sie ruhig Ihre Zunge entscheiden.

Zutaten

20 g Erdnüsse (frische mit Schale oder ungeröstete)
1/2 kleine Zwiebel • 1 Knoblauchzehe • 1 TL Sonnenblumenöl
Saft von 1/2 Zitrone • 200 ml Instantgemüsebrühe • 1/2 kleine Chilischote • 1/2 Salatgurke • 1/2 Bund frische Petersilie • 20 g saure
Sahne (10 % Fett) • Salz, weißer Pfeffer aus der Mühle

Zubereitung

Die Hälfte der Erdnüsse fein hacken. Den Rest in einer Pfanne ohne Fett
anrösten und herausnehmen. Zwiebel und Knoblauch abziehen und
fein würfeln. Mit den gehackten Erdnüssen im Sonnenblumenöl
anrösten. Mit Zitronensaft und Brühe ablöschen. Einmal gut aufkochen, dann etwa auf Zimmertemperatur abkühlen lassen. Die Chilischote entkernen und in sehr feine Streifen schneiden. Gurke schälen,
entkernen und grob in Würfel schneiden. Mit der Hälfte der Petersilie zur Suppe geben und fein pürieren. Saure Sahne vorsichtig unterziehen. Mit Salz und frisch gemahlenem Pfeffer abschmecken und
kühl stellen. Vor dem Servieren die restliche Petersilie fein hacken
und mit den Erdnüssen über die Suppe streuen.

Das kleine Extra

Verwenden Sie am besten frische Erdnüsse mit Schale oder ungeröstete, ungesalzene aus dem Reformhaus. Geröstete Erdnüsse werden
meist trotz ihres hohen eigenen Fettgehalts nochmals in einer Extraportion Fett aufgeröstet und reichlich gesalzen.

Die Fit-Bewertung

Schärfe aktiviert den Stoffwechsel und hilft, auch bei großer Hitze
fit und aktiv zu bleiben – in tropischen Ländern weiß man das seit
langem und achtet darauf in der landesüblichen Küche.

● *Fettgehalt:* 12 Gramm   ● *Kilokalorien:* 250

Snacks für Vergnügungssüchtige

Hier finden Sie 15 fettarme und abwechslungsreiche Möglichkeiten, den kleinen Hunger zwischendurch zu stillen. Alle Pausensnacks können Sie ganz einfach in Ihr Baukastensystem einsetzen. Sie haben jeweils 100 Kilokalorien und maximal zweieinhalb Gramm Fett. Alles ein bisschen ausgefallener, aber leicht und schnell zuzubereiten. Wenn Sie eher Lust auf einen Drink haben, finden Sie hier auch ein paar Rezepte für pikante und süße Getränke, die erfrischen oder aufwärmen und ganz nebenbei durch ihre ausgewogene Nährstoffbalance für einen neuen Energieschub sorgen.

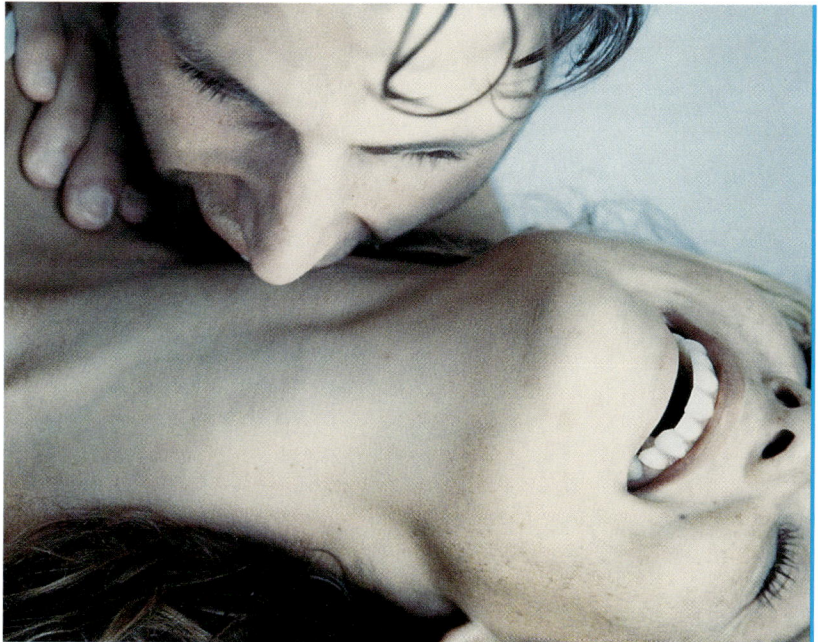

Der Spaß beim Essen darf nie zu kurz kommen. Denn auch kleine Verwöhnhappen sorgen dafür, dass man sich rundum wohl fühlt.

Gummibärchen gibt es übrigens auch mit natürlichem Fruchtmark. Die Farben leuchten zwar nicht ganz so wunderbar schrill, dafür geben sie vom Geschmack einfach mehr her.

Sachen für den süßen Zahn

● Negerkuss   1 Mininegerkuss und 50 Gramm Erdbeeren

● Gummibärchen   Sage und schreibe 10 Gummibärchen und 100 Gramm Himbeeren

● Kaugummi   10 Kaugummis – die dürfen Sie natürlich ruhig über den ganzen Tag verteilen

● Marshmallows   3 Marshmallows und 1 Klementine

● Capri-Eis   1 Capri-Eis und 1 Aprikose

● Schokobanane   1 Schoko-Bon, 1 kleine Banane

Das gibt dem Tag Würze

● Melonenparmesan   Sie haben richtig gelesen: Parmesan, nicht Parmaschinken. 200 Gramm Honigmelone in Scheiben schneiden. 10 Gramm Parmesan hauchdünn darüber hobeln. Nach Belieben Pfeffer darüber mahlen.

● Meerrettich-Apfel-Quark   1 kleinen Apfel fein raspeln (mit Schale), mit etwas Zitronensaft beträufeln. 100 Gramm Quark (10 Prozent Fett) darunter mischen. 1 walnussgroßes Stück Meerrettich dazureiben. Gut verrühren. Nach Belieben salzen.

● Kräuterpopcorn   20 Gramm Popcornmais (trockene Körner) in einer dünn mit Öl ausgepinselten Pfanne poppen lassen. Frische Kräuter hacken (etwa 1 Esslöffel), darüber geben, in der Pfanne schwenken. Salzen und pfeffern.

● Pilzbrühe   250 Milliliter Fleischbrühe erhitzen, 50 Gramm frische geputzte Champignons blättrig hineinschneiden, einige Schnittlauchröllchen darüber streuen.

● Salzgebäck   10 Salzbrezeln und 1 kleine Tomate.

Drinks – fruchtig oder feurig

● **Glühpunsch mit Trockenfrüchten** 150 Milliliter heißen schwarzen Tee mit 50 Milliliter Glühpunsch (alkoholfreier Traubenpunsch aus dem Reformhaus) mischen. Dazu 25 Gramm Trockenfrüchte wie Apfelringe, Pflaumen, Feigen etc. Der Punsch wärmt an kalten Tagen wunderbar auf.

● **Sanddorndrink** 100 Gramm Magermilchjoghurt mit 1 Esslöffel gesüßtem Sanddornsirup und 100 Milliliter Mineralwasser verquirlen. Nach Belieben mit Zimt abschmecken.

● **Feuriger Kefirdrink** 150 Milliliter Kefir mit 1 Esslöffel Zitronensaft und 1 Teelöffel Ajwar (Paprikapaste) gut verrühren. 1 Schalotte sehr fein hacken, 1/4 rote Paprikaschote fein würfeln. Beides gut unterrühren. Frische Meerrettichwurzel darüber reiben. Nach Belieben noch mit einigen Spritzern höllenscharfer Tabascosauce abschmecken.

● **Tzatzikidrink** 1 abgezogene Knoblauchzehe in 150 Milliliter Buttermilch drücken, 1 Esslöffel gehackten frischen Dill unterrühren. 100 Gramm geschälte Salatgurke dazuraspeln. Mit Salz, Pfeffer und Zitrone abschmecken. Nach Belieben mit Mineralwasser auffüllen.

Wenn Sie Ihr Popcorn nicht einzeln vom Boden aufpicken möchten, sollten Sie den Pfannendeckel griffbereit halten. Die Körner entwickeln in der Hitze erstaunliche Sprungkraft.

*Trinken Sie Fitness!
Die Cocktails à la
FIT FOR FUN bringen
Abwechslung ins Glas.*

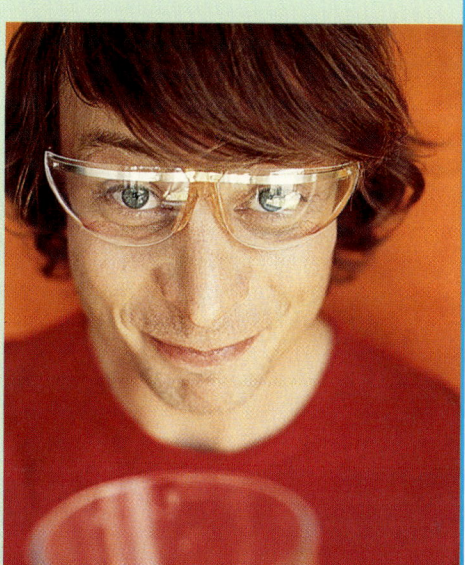

Literatur

Besser-Siegmund, C.: Easy Weight. Econ Verlag. Düsseldorf 1997

Deutsche Gesellschaft für Ernährung (Hrsg.): Ernährungsbericht 2000. Henrich Verlag. Frankfurt/Main 2000

DGE-aktuell: Warum der eine dick wird und der andere nicht (20/93). Gibt es »gute« und »böse« Kalorien? (11/94). Ursache für Übergewicht gefunden? Was ist dran am Dickmacher-Virus? (5/97). Frankfurt/Main

DGE-info: Fett oder Kohlenhydrate – welche Nährstoffe fördern die Entstehung von Übergewicht? (Dezember 1993, Seite 84–86). Frankfurt/Main

DGE-info: Dick sein – ein Schicksal? Journalistenseminar von DGE und BZgA. Empfehlungen für ein »healthy weight«. Adipositas – eine Altlast? (Januar 1997). Frankfurt/Main

DGE-info: Review. Fettrestriktion oder Kalorienzählen zur Gewichtsstabilisierung (September 1997). Frankfurt/Main

Ditschuneit, H. et al.: Welche Reduktionsdiät? In: Deutsches Ärzteblatt 90 (1993), Heft 27, C-1274-1279. Köln

FOCUS: Diät. Fit statt Fett (10/1997, Seite 147–156). München

Hamm, M.: Das große Buch der Diäten. FIT FOR FUN-Buch Nr. 2. Hamburg 1995

Hamm, M.: Fit und schlank mit dem GLYX. Midena Verlag. München 2001

Hamm, M.: Schlank und gesund ohne Diät. Mosaik Verlag. München 1997

Heseker, B. und H.: Nährstoffe in Lebensmitteln. Umschau Verlag. Frankfurt/Main 1993

Hopfenzitz, P.: GU Kompass Mineralstoffe. Gräfe und Unzer Verlag. München 1996

Just, G./Hamm, M.: Fit, schlank und schön mit Gaby Just. Mosaik Verlag. München 1996

Kalorien mundgerecht. Umschau Verlag. Frankfurt/Main 1996/1997

Ornish, D.: Mehr essen, weniger wiegen. Droemersche Verlagsanstalt Th. Knaur. München 1996

Pudel, V.: Diäten – vom Denkfehler im Schlaraffenland. In: Fitmacher INFO Nr. 3509 (1997)

Pudel, V./Westenhöfer, J.: Ernährungspsychologie. Hogrefe Verlag. Göttingen 1997

Stroh, S.: Methoden zur Erfassung der Körperzusammensetzung. In: Ernährungs-Umschau 42, Heft 3, Seite 88–93 (1995)

Unger-Göbel, U.: GU Kompass Vitamine. Gräfe und Unzer Verlag. München 1996

UNION Deutsche Lebensmittelwerke: Mengenlehre für die Küche. Hamburg 1992

Wechsler, J. G.: Sinn und Unsinn von Diäten. In: Der Allgemeinarzt 12, 1291–1295 (1996)

Wechsler, J. G.: Diätetische Therapie der Adipositas. In: Deutsches Ärzteblatt 94 (1997), Heft 36, C-1696-1702. KölnImpressum

Wirth, A.: Adipositas. Springer Verlag. Berlin 1997

Bildnachweis

Birkenholz, München: 16; Gettyimages, München: 44 (Stone, F. Herholdt), 47 (Stone, Zimmermann Schoenrock), 55 (Stone, Tim Macpherson), 57 li. (Stone, Bestie Van der Meer), 57 re. (Stone, Phil Banko), 70 (Stone, Donna Day), 77, 149 re., 166 re. (Stone, Erik Dreyer), 87 (Stone, Mike Timo), 126 (FPG, Gary Buss), 129 (Stone, Reza Estakhrian), 131 (Stone, Philip Lee Harvey), 133 u. (Stone, Paul Avis), 143 (Stone, Nick Dolding), 151 (Stone, Rhydian Lewis), 155, 183 re., 211 (Stone, Steve Taylor), 166 li. (IM, Thierry Dosogne), 177 re. (FPG, Gary Randall), 183 li. (Stone, Thomas Del Brase), 185 (Stone, Matthias Clamer); Image Bank, München: 11 (Peter Cade), 12 (Chronoscope), 32 (Dandy Zipper), 49, 149 li. (Romilly Lockyer), 53, 83 (Britt Erlanson), 67 (Steve Niedorf), 75 (John Paul), 82 o. (Steve Satushek), 82 u. (Peter Turner), 161 (Rita Maas), 172 (Nino Mascardi), 212 o. (Lars Klove); Kellogg (Deutschland) GmbH, Bremen: 119; Mauritius, Mittenwald: 61 (Habel), 65, 114 (Gilsdorf), 88, 212 u. (Stock Image), 201 (Rosenfeld); Photonica, Hamburg: 113 (Neo Vision), 139 (Miyoko Komine), 140 ore. (John Wilkes), 173 (Minoru Toi); Premium, Düsseldorf: 9 (Pacific Productions), 72 (M. Medby), 80 (Boddenberg), 174 (F. Pizzochero), 191 li./re. (Maximilian); Südwest Verlag, München: 2, 111 (Felbert, Eickenberg), 84 (Plewinski), 120, 121, 157, 177 li., 180 li., 180 M., 197, 204 (Schliack), 133 o. (Kargl), 154, 159, 164, 167, 169, 176, 178, 180 re., 188, 189, 193, 202, 203, 205, 206, 208 (Albrecht), 171 (Hofmann), 194 (M. Holz), 198 (Kopp), 210 (K. Newedl); Zefa, Düsseldorf: 28, 74 (Chr. Schmidt), 30, 148 (Peisl), 35, 51 (Pinto), 93 (K+H Benser), 117 (Ansgar), 133 M., 136 (Benelux), 140 li. (Mock), 141 (Meyer), 162 (Bodenmüller), 181, 187 (W. Flamisch), 190 (Eggers), 200 (Sporrer), 213 (Boddenberg), 215 (Star)

Impressum

Der Südwest Verlag ist ein Unternehmen der Econ Ullstein List Verlag GmbH & Co. KG, München.

© 2001 Econ Ullstein List Verlag GmbH & Co. KG, München, und FIT FOR FUN Verlag GmbH, Hamburg Alle Rechte vorbehalten. Nachdruck – auch auszugsweise – nur mit Genehmigung beider Verlage.

Südwest Verlag
Redaktion und Projektleitung:
Nicola von Otto
Redaktionsleitung:
Dr. med. Christiane Lentz
Bildredaktion:
A. Thomas Birkenholz

Produktion: Manfred Metzger (Ltg.), Annette Aatz, Monika Köhler
Layout: Zero, München
DTP: Wolfgang Lehner, München

FIT FOR FUN Verlag
Chefredakteur:
Andreas Hallaschka
Objektleitung:
Petra Linke
Titelfoto und -gestaltung:
Dennis Middelmann

Printed in Italy

Gedruckt auf chlor- und säurearmem Papier

ISBN 3-517-06432-7

Sachregister

Rezepteregister

FIT FOR FUN-Bücher:

Gesünder ernähren – bewusster genießen – intensiver leben: Hier finden Sie noch mehr Kochbücher und Ratgeber unserer **FIT FOR FUN**-Experten.

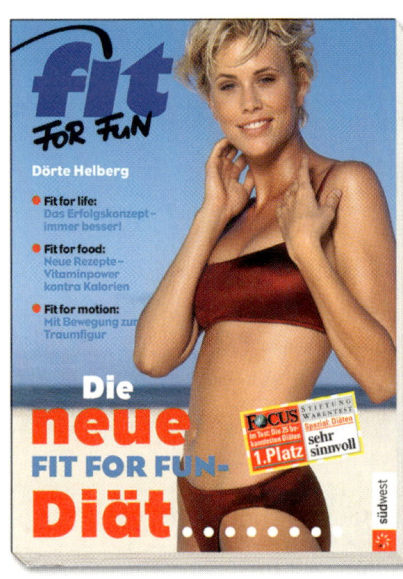

Das preisgekrönte Diät-Konzept jetzt noch besser! Viele neue Rezepte und detaillierte Wochenpläne für gesundes Abnehmen. Dazu die 100 fettärmsten Lebensmittel und die Tricks gegen die größten Figurfallen.
Format 16 x 21 cm, 208 Seiten
Bestell-Nr.: 227 019 F
DM 29,90

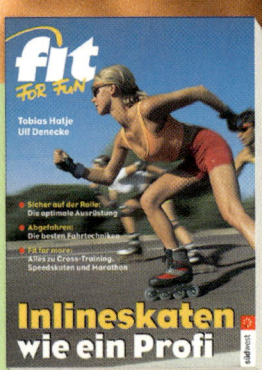

Mit Fahrtechniken für Anfänger und Profis, ausführlichen Trainingsplänen sowie allen wichtigen Infos zum Skate-Kauf.
Format 16 x 21 cm, 164 Seiten
Bestell-Nr.: 227 021 F
DM 32,-

Straffer Körper, definierte Muskeln, weniger Fett: 150 Übungen für gezieltes Bodystyling und Problem-zonen-Bekämpfung.
Format 16 x 21 cm, 176 Seiten
Bestell-Nr.: 227 020 F
DM 29,90

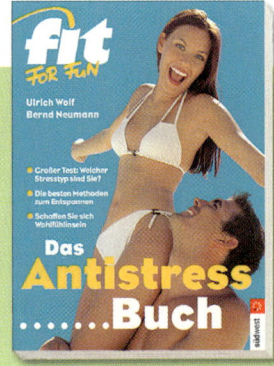

Alle Fakten und Hintergründe zum Stress und seinen Folgen auf den Körper. Plus Test: Welcher Stress-Typ sind Sie?
Format 16 x 21 cm, 184 Seiten
Bestell-Nr.: 227 022 F
DM 32,-

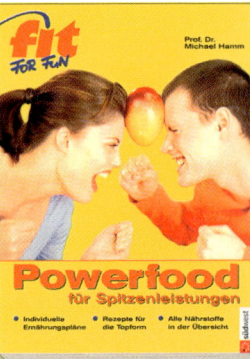

Topleistung durch Topernährung: Mit aktuellen Erkenntnissen rund um Fitnessfood sowie Ernährungs-plänen und raffinierten Rezepten.
Format 16 x 21 cm, 200 Seiten
Bestell-Nr.: 227 011 F
DM 31,20

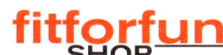
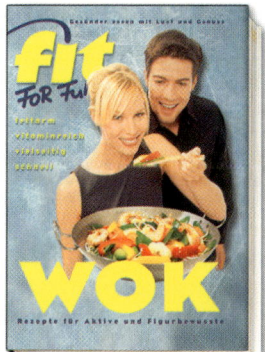
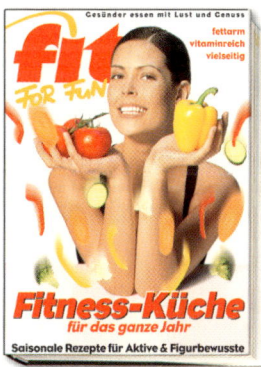
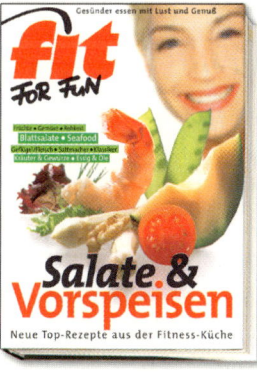
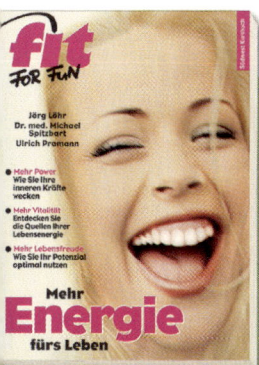
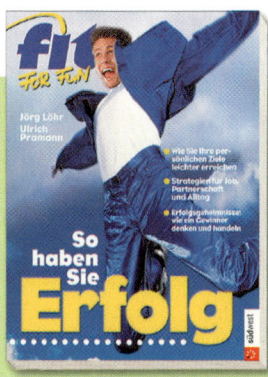
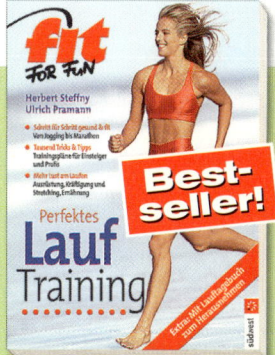
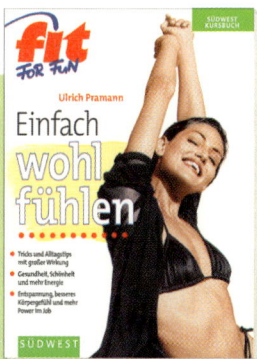

Lieblingstrainer!
FIT FOR FUN
Das kleinste Fitness-Studio der Welt – jeden Monat neu am Kiosk. Kaufen!
Plus FIT FOR FLIRT
Schmetterlinge im Bauch: Über 1.000 Singles suchen Ihren Traumpartner!
Mehr FIT FOR FUN
FIT FOR FUN-TV jeden Sonntag um 19.15 Uhr auf Vox. Und im Internet unter www.fitforfun.de
Abo-Hotline
0781 / 639 69 97
Sport & Fitness | Gesundheit & Wellness | Gesünder Essen | Sex & Soul | Mode & Lifestyle | Reise & Abenteuer

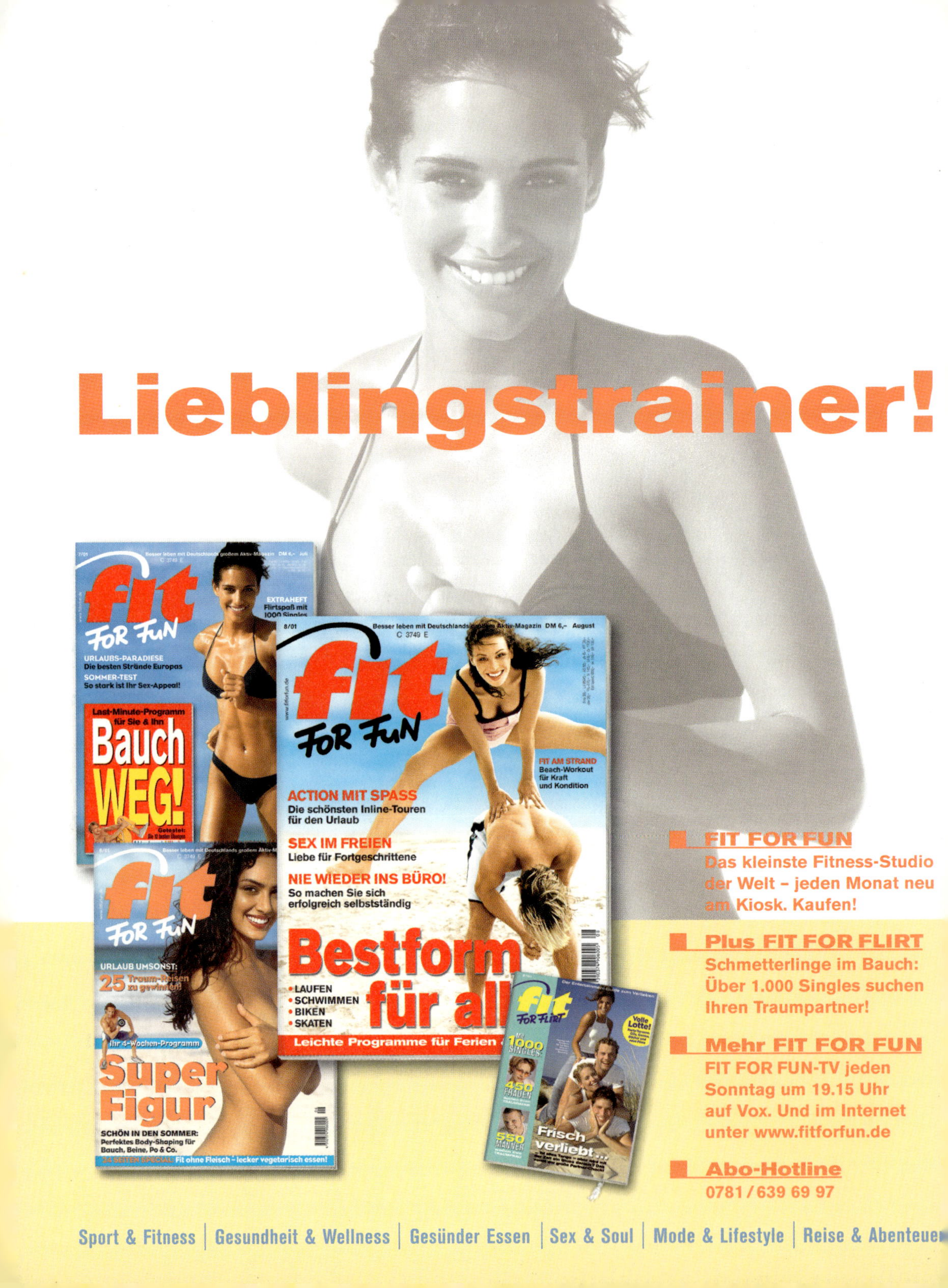

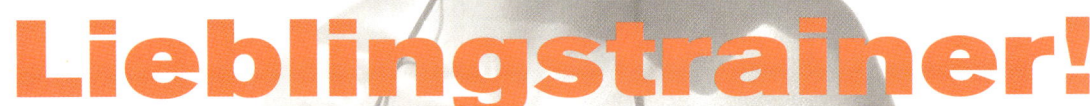